献 给

复旦大学附属中山医院
创建80周年

复旦大学上海医学院（原上海医科大学）
创建90周年

控癌战，而非抗癌战

——《论持久战》与癌症防控方略

汤钊猷·著

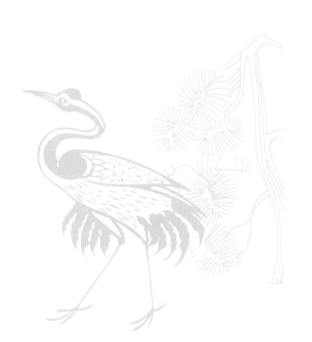

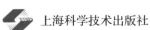
上海科学技术出版社

图书在版编目(CIP)数据

控癌战，而非抗癌战：《论持久战》与癌症防控方略 /
汤钊猷著. —上海：上海科学技术出版社，2018.1（2023.4重印）
ISBN 978 - 7 - 5478 - 3578 - 4

Ⅰ.①控…　Ⅱ.①汤…　Ⅲ.①癌—防治
Ⅳ.①R73

中国版本图书馆 CIP 数据核字(2017)第 113807 号

控癌战，而非抗癌战
——《论持久战》与癌症防控方略

汤钊猷　著

上海世纪出版(集团)有限公司
上海科学技术出版社　出版、发行
（上海市闵行区号景路 159 弄 A 座 9F–10F）
邮政编码 201101　www.sstp.cn
上海华顿书刊印刷有限公司印刷
开本 787×1092　1/16　印张 12
字数：142 千字
2018 年 1 月第 1 版　2023 年 4 月第 4 次印刷
ISBN 978 - 7 - 5478 - 3578 - 4/R·1376
定价：38.00 元

_____

内容提要　NEIRONGTIYAO

　　本书从毛泽东《论持久战》中汲取哲学智慧，将伟人的哲学观点与当下的癌症防控方略巧妙结合，精心选取 29 个典型病例故事，总结提出全新的"控癌战，而非抗癌战"这一有中国特色的癌症防控理论，从"抗癌"转向"控癌"，"近为今用"，观点新颖，举例鲜明，指导性强，易于理解，与作者已出版的《消灭与改造并举——院士抗癌新视点》(首次提出有中国特色的抗癌"战略"，"洋为中用")《中国式抗癌——孙子兵法中的智慧》(倡导有中国特色的抗癌"战术"，"古为今用") 并称为"控癌三部曲"，不但可供广大癌症病人及其家属阅读，也可供广大肿瘤临床、科研工作者阅读参考。

　　作者汤钊猷院士，自 1968 年起至今，一直从事肝癌研究，1988 年起担任复旦大学肝癌研究所所长，40 余年来在肝癌临床与科研方面屡获殊荣，硕果累累，经常在各种学术报告、抗癌科普讲座上倡导有中国特色的全新控癌战略，反响较大。

　　战争的胜负取决于硬件(武器、兵力)和软件(战略战术、正义与非正义);控癌战的成败应也取决于硬件(治癌利器、机体与肿瘤的力量对比)和软件(控癌方略等)。作为临床医生,深感硬件是基础,软件是灵魂,二者相辅相成。目前对于癌症防控,深感硬件日新月异,深入到分子水平,然而软件似乎没有跟上,尤其是对于癌症防控的战略反思,更感缺乏。

　　为此,笔者在临床实践、实验研究和文献进展研究基础上,2011 年出版了《消灭与改造并举——院士抗癌新视点》(2015 年 3 月修订出第二版),那主要是"洋为中用",提出合并"改造战略"以补充"消灭战略"的不足。2014 年又出版了《中国式抗癌——孙子兵法中的智慧》,那是"古为今用",在控癌战中加入中国思维,希望发掘古代兵书(软件)来丰富当前的癌症防控战术。然而临床中癌症病人多难以根治,换言之,病人处于"敌强我弱"的态势下。

　　这让笔者想起抗日战争中毛泽东主席的宏文——《论持久战》。当年日军攻城略地,几个月便侵占了我国大片领土,这好比临床遇到的多数癌症,来势凶猛。最后中国人民经过十四年抗战取得了胜利。这样看来,控癌战(癌症防控)是否也可借鉴抗日战争的经验而取胜呢?

　　于是笔者便将《毛泽东选集》(一卷本,人民出版社,1967 年横排袖珍本)找出来,在第 100、188 页处看到"敌进我退,敌驻我扰，敌疲我打，敌退我追"关于游击战的"十六字诀"。毛主席那时说"我们三年来从斗争中所得的战术，真是和古今中外的战术都不同"，提示这确有别于《孙子兵法》。笔者以为，毛泽东军事思想不仅继承还发展了《孙子兵法》，这就是笔者写《控癌战，而非抗癌战——〈论持久战〉与癌症防控方略》这本书的由来。既然有"洋为中用"和"古为今用"，这个小册子可算是"近(近代)为今用"吧，是否可概括为"控癌三部曲"呢？

笔者以为，《论持久战》适合癌症病人及其家属、癌症临床医生、癌症研究者参考。现代医学已认识到癌症从形成到进展，是机体受复杂的内外因素的影响(内因如遗传、神经和免疫等，外因如环境污染等)，使正常细胞发生遗传特性的改变，这种改变的积累导致癌症的发生和发展，这个过程需要几年乃至几十年。这也是机体与癌的力量对比由强到弱的变化过程。因此，癌症是全身性、慢性和不断变化的疾病。要战胜癌症也难以"速胜"，好比伤风感冒，起病只要几天，恢复通常也只需几天。而癌症起病讲年数，恢复可能也要多年。癌组织即使被手术顺利切除，也不能高枕无忧，因为还有复发转移的问题，也同样要采取多年的防控措施。因此，《论持久战》无论篇名和内涵，对处于"敌强我弱"态势下的癌症防控工作的参考意义是再适合不过的。

也许大家注意到笔者用"控癌战"(癌症防控)取代原先的"抗癌战"。这是因为癌症不同于传染病，后者是外敌入侵，前者是内外失衡导致的"内乱"，癌细胞是由正常细胞变来的，不是外来入侵之敌，还有可能被改造。传染病主要通过抗菌药物(战争)消灭入侵之病原体，癌症则不能完全采用"消灭"方针，而需要"消灭与改造并举"的方针来消灭和改造癌细胞。国外也开始注意到将治癌比作战争是错误的(Haines.《柳叶刀》，2014)。

这本小册子,作为一家之言,希望有助于癌症病人、肿瘤医生和癌症研究者。

汤钊猷

2016 年 11 月

　　注：书中毛泽东言论出处均引自《毛泽东选集》一卷本,人民出版社出版,1967 年横排袖珍本。

目 录 MULU

一、对癌症的认识与控癌战战略

I. 癌症不是绝症

控癌战的现状和过去已有很大不同,医学在进步,对癌的认识在深入,尤其是观念在改变,从而出现新的、更全面的控癌思路和途径,实际上癌症的 5 年生存率已逐步提高。毛泽东在《论持久战》中批驳"亡国论"是从强与弱、大与小、进步与退步、多助与寡助等几个敌我之间矛盾进行比较而获得的;同样,控癌战的前景,也可以从类似的几个方面得出结论,除非已病入膏肓,病人和医生又采取消极的态度,或采取错误的战略战术。否则,癌症不是绝症。

从毛泽东对抗日战争的看法说起

1937 年卢沟桥事变,日本发动了全面的侵华战争,10 个月后毛泽东写了《论持久战》一文。他首先要回答的是抗日战争"能胜利还是不能胜利"的问题。那时有两种看法:一是中国必亡;二是中国速胜。毛泽东的回答是:"不会亡,最后胜利是中国的;不能速胜,必须是持久战。"这如同病人一旦患了癌症,首先要问的便是:"能否治好?"笔者也打算回答说:"不一定是绝症,但也不会很快便好。"当然这里所指的主要是临床有症状的癌症病人,也就是如同当年的抗日战争,基本上处于"敌强我弱"的态势下。

毛泽东首先批驳了"亡国论"。这个批驳很值得细说,它由浅入深,很有启迪。如果单从"敌强我弱"来说,小而强的国家能够战胜大而弱的国家;毛泽东认为,还应该从时代的特点去分析,这就是日本的退步和寡助、中国的进步(有了无产阶级,有了正在觉悟的人民,有了共产党,有了红军)和多助。另外,国之大小也关系重大。日本是小国,地小、物少、人少、兵少,而中国是大国,地大物博、人多兵多。如果再加上"抗日民族统一战线",则中国决不会亡。毛泽东批驳"亡国论"是从强与弱、大与小、进步与退步、多助与寡助等几个敌我之间矛盾进行分析比较而获得的。这种全面的分析方法无疑对癌症预后的判断也大有裨益，也提示主观、片面常会出错。

癌症向"可治"转化的种种迹象

癌症难以治好，是基于以下事实。①至今还没有如同对付细菌的抗菌药一样的特效抗癌药。②手术、放疗、化疗、局部治疗等消灭肿瘤疗法，仍未能解决癌症的复发转移问题；即使最新的分子靶向治疗也只是延长病人生存期，而未能达到根治。③癌症已成为人类死亡的主要原因。据 2012 年的统计，全球有 1 410 万癌症病人，有 820 万人死于癌症。根据 2008 年出版的《全国第三次死因回顾抽样调查报告》，我国虽属发展中国家，但疾病谱已接近发达国家。癌症仅略次于脑血管病，成为我国国民第二位死因，占死亡人口的 22%。

但从总体而言，笔者以为"癌症不是绝症"，也许可从 6 个方面进行分析。①近百余年的现代抗癌战已看到癌症预后的改善。②癌症的早诊早治，已有大批治愈的病人。③已认识到癌症既是"局部病变"，更是"全身性病变"，并由此出现了全身性干预的研究。④对癌症的最主要特征"侵袭转移"的认识和应对已有明显的观念更新，并由此引出新的战略思路。⑤癌症研究在"微观"方面的深入发展，尤其是分子生物学的发展，提供了一些崭新的抗癌途径。⑥笔者几十年的癌症临床、研究和思考，也提示矛盾的双方既相互依存，又相互转化，"不治"也可向"可治"转化。

癌症预后正在改善

近百余年的现代抗癌战，已看到癌症预后在逐步改善。2012 年《新英格兰医学杂志》(*New Engl J Med*)有一篇由世界著名肿瘤学家 DeVita 和 Rosenberg 写的文章《癌症研究 200 年》，文中给出癌症的相对 5 年生存率：1953 年为 35%，1975 年为 50%，2005 年为 68%。这个数据应该是来自美国的统计数字，根据 2011 年《CA-临床医生的癌症杂志》(*CA Cancer J Clin*)中《癌症统计(2010)》一文，所有癌症的 5 年生存率：1975—1977 年为 50%，1984—1986 年为 54%，而 1999—2005 年升高到 68%。后者与 1975—1977

年的 50％相比,其区别是有统计学意义的(P＜0.05),提示经过人们的努力,癌症预后是可以改善的。

早诊早治可挽救生命

这个标题实际上是源于国际抗癌联盟(UICC)的一个口号:"Screening and early detection can save lives!"(癌症筛查和早期发现可挽救生命)。笔者单位(复旦大学肝癌研究所、复旦大学附属中山医院)也观察到,由于肝癌早诊早治病例的增多,导致肝癌由不治变为部分可治(图 1-1)。

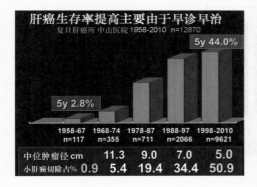

肝癌住院病人能生存 5 年(图中的"5y")或 5 年以上的,在 20 世纪五六十年代 100 人中还不到 3 人(2.8％);而 1998—2010 年提高到四成多(44.0％),即 100 人中有 44 人能够生存 5 年以上。

图 1-1　早诊早治导致肝癌生存率提高

记得当年肝癌病房的情景可以用 6 个字来概括,即"走进来,抬出去"(短则几天、几周,长则几个月,病人便死亡);而现在变成"走进来,走出去"(多数病人好转或治愈出院)。为什么有这样的变化呢? 进一步分析发现,这个提高和小肝癌(直径≤5 厘米)切除比例的提高相关。当年肝癌无法早期发现,所谓小肝癌只占 0.9％。而 20 世纪七八十年代起,我们初步解决了肝癌早诊早治的问题,使临床遇到的小肝癌病人明显增多,最近的十几年,小肝癌切除占到半数(50.9％)。换言之,住院肝癌病人预后的改善,主要由于手术切除的肿瘤越来越小(肿瘤的中位直径越来越小)。

仅笔者所在的研究所,住院肝癌病人随访至 2011 年底,已有 2 199 人生存 5 年以上,其中 638 人生存 10 年以上。而 1971 年 Curuchet 报告 1905—

1970 年全世界只收集到 45 位肝癌病人生存 5 年以上。为此，早诊早治是"癌症由不治之症转变为部分可治之症"的关键。

美国和意大利的大样本统计也提示肝癌预后的改善主要因早诊早治[Altekruse 等，《肝脏病学》(*Hepatology*)，2012；Santi 等，《肝脏病学杂志》(*J Hepatol*)，2012]，直至最近日本的全国性统计也得出同样的结论(图 1－2)。癌症有了早诊早治，这就好比中国当年有了进步(有了正在觉悟的人民，有了共产党，有了红军)，前景就大不一样。

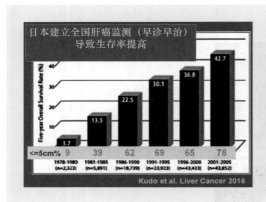

日本从 1978 年起建立全国肝癌监测网后，通过早诊早治，肝癌病人生存率从 1978—1980 年的 3.7% 升至 2001—2005 年的 42.7%。

图 1－2　日本肝癌生存率提高与早诊早治相关

对癌症认识的转变而出现的新思路

显微镜的发明和细胞学的进步，奠定了癌症的病理学基础。自从 1863 年 Virchow 发现"癌的细胞起源"以来，至今病理学诊断仍为癌症诊断的金标准，即一旦在显微镜下看到正常细胞变为癌细胞，便千方百计用手术、放疗、化疗和局部治疗去消灭它，以为这样就可以治愈癌症，从而认为癌症是局部病变。然而人们通过临床和基础研究等不同角度，逐步认识到癌症还和全身密切关联。

例如 1931 年，Meyer 就提出"Cancer is a systemic disease"(癌症是全身性疾病)，强调"机体内环境物理化学平衡和慢性应激在肿瘤发生和进展中的作用"[《外科年鉴》(*Ann Surg*)，1931]。

又如 1975 年,Deighton 从致癌物改变机体内稳态平衡角度,进一步证实"Cancer-a systemic disease with local manifestations"(癌是全身性疾病的局部表现);指出"中枢神经系统和外周内分泌系统在癌发生中的作用"[《医学假说》(*Med Hypotheses*),1975]。

再如 1995 年,Netten 等在《柳叶刀》(*Lancet*)上发表文章,从临床治疗效果和肿瘤侵袭转移的角度,也强调"肿瘤是全身性疾病"。我国顾健人院士和杨胜利院士在 2004 年《美国国家科学院院刊》(PNAS)和 2005 年《中华医学杂志》上发表的文章,则从细胞生长调控基因调控异常的角度,证实"癌可能与细胞和系统性多层次调控有关",支持"癌症是全身性疾病"的观点。

关于"癌症是全身性疾病",笔者以为有以下三件事值得关注。

(1)系统生物学的出现:自从 1953 年 Watson 等发现 DNA 双螺旋结构,使医学进入分子水平以来,分子生物学使癌症研究出现了前所未有的快速发展。然而不久便发现其不足,于是出现了"系统生物学",认为不仅要研究一个分子通路,还需要整合研究脱氧核糖核酸(DNA)、核糖核酸(RNA)、蛋白、信号网络、细胞、器官、整体甚至环境因素(图 1 - 3)。换言之,癌症研究仅研究局部和微观是不够的,要整合研究微观与宏观。

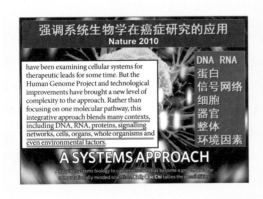

系统生物学认为,不仅要研究一个分子通路,还需要整合研究脱氧核糖核酸(DNA)、核糖核酸(RNA)、信号网络、蛋白质、细胞、器官、整体甚至环境因素。

图 1-3 强调系统生物学在癌症研究中的应用

(2)发现肿瘤与细胞外基质的相互作用:2006 年《癌细胞》(*Cancer Cell*)有一篇文章,提示癌周围的肝组织(不是癌组织)有 17 个基因也可以预测肝癌的复发转移;重要的是,这17个基因是免疫炎症相关的基因,而不是侵袭转移相关的基因。笔者有幸成为通讯作者之一,这个发现提示癌还受到癌周免疫和炎症的影响,而免疫炎症是受全身调控的。换言之,光研究癌细胞不够,还需要研究"微环境",研究由全身调控的免疫炎症。

(3) 发现癌有10个标志,其中4个标志显然是全身性的:2011年《细胞》(Cell)发表了《新一代的癌症标志》一文,如图1-4所示,其中黄色框内新近发现的4项显然与全身有关。提示过去只重视癌细胞相关的标志(蓝色框框内的6项),而近年发现全身性标志不可忽视。

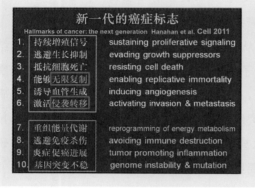

2011年《细胞》(Cell)发表了《新一代的癌症标志》一文,认为黄色框中新近发现的4项癌症标志显然与全身有关。

图1-4 新一代癌症标志中有4项与全身有关

至少上述三点,已明显说明近年对癌的认识已从"局部病变"向"全身性病变"过渡。为此,全身性干预已逐步引起重视,至少包括神经系统干预、免疫干预、内分泌干预和代谢干预。由于注意到控癌战不仅可以从局部入手,还需要全身性干预,从而明显加大了控癌的力度。这就好比毛泽东当年提出的人民战争思想和统一战线策略,而不是单纯依靠正规军,从而使抗日的力量大幅度提升。

"癌转移"观念更新带来的希望

1889年Paget对癌转移提出"种子与土壤"学说,然而癌转移至今仍是攻克癌症的瓶颈。近年癌转移的观念有所更新,从而必将带来新的思路。

(1) 癌转移为全身性问题,需全身干预。已如前述,新一代的癌症标志中有 4 个标志显然与全身调控有关,即:重组能量代谢,逃逸免疫杀伤,炎症促癌和基因不稳定性。这提示防控癌转移不能忽视全身干预。

(2)癌转移不是晚期现象,预防需及早进行。笔者最早是研究肝癌早诊早治的,而最近的 20 年笔者将整个研究所的研究重点转到癌转移方面。于是有人问笔者:“您是研究早诊早治的,为什么现在转为研究晚期问题呢?”当年笔者难以为答。21 世纪初,笔者等与美国合作,比较小肝癌与大肝癌,只发现 7 个基因差别;而比较有转移和无转移肝癌则有 153 个基因差别,说明转移癌基因改变发生在原发瘤阶段,即使小肝癌也可有很强的转移潜能,这也说明为什么有的小肝癌切除后很快便转移复发,提示早期干预的重要[*Ye* 等,《自然-医学》(*Nat Med*),2003]。

(3)发现癌转移的两个关键,即肿瘤干细胞和免疫炎症微环境。因此,这两个方面是抗转移研究的重要靶区,这样既缩小了癌转移研究的目标(只需重点研究只占癌细胞 1% 左右的肿瘤干细胞),又扩大了癌转移研究的视野(不仅要研究癌本身,还需要研究癌所处的微环境)。已有文献(图 1-5)表明,肿瘤干细胞与微环境互动导致转移[Malanchi 等,《自然》(*Nature*),2012]。实际上这些新进展仍然是“种子与土壤学说”的延伸,过去只重视种子需要合适的土壤才能生长,而现在还注意到不同的土壤(微环境)也可以影响种子(癌细胞)的性能。

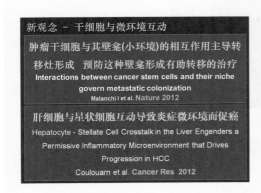

两篇学术论文认为,肿瘤干细胞与其周围的微环境互动导致癌转移出现。

图 1-5 肿瘤干细胞与微环境互动导致转移

（4）癌转移潜能可双向变，既可变坏，也可变好，研究使癌"改邪归正"是一个重要方向。历来认为癌在进展过程中，通过克隆筛选使转移潜能越来越强，最新研究也提示各种杀癌疗法可促进未被消灭的残癌转移。而分化诱导治疗和一些中药治疗可使转移潜能降低。笔者等发现裸鼠人肝癌模型用奥铂（化疗）治疗，可上调肝癌干细胞标志（使转移能力增强），而含5味中药的"松友饮"则可下调这些标志，减少转移并延长生存期。

2013年在《科学》（Science）杂志上有两篇文章（图1-6）：一篇说"抑制IDH2突变体可诱导白血病细胞分化"，另一篇说"IDH1突变体抑制剂可促进神经胶质瘤细胞分化并延缓其生长"。抑制了这些突变体，便可能使一些癌细胞的分化程度变得较高，癌细胞分化程度越高，恶性程度就越低，这样癌的发展就变慢。提示让癌细胞改邪归正已有一些途径，包括过去治疗一种类型白血病的全反式维A酸和三氧化二砷（砒霜）。这些新观念提示抗转移研究不仅需要针对癌细胞，还需要针对微环境，例如使用抗炎剂、免疫治疗剂，甚至研究脂肪代谢等。因此，由癌转移观念更新引出的新思路是：不仅需要消灭肿瘤，还要改造残癌，实行"消灭与改造并举"的方针。

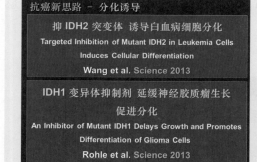

两篇学术论文认为，抑制了这些突变体，便可能使一些癌细胞（白血病和神经胶质瘤）的分化程度变得较高，癌细胞分化程度越高，恶性程度就越低，这样癌的发展就变慢，提示让癌细胞"改邪归正"已有一些途径。

图1-6 让癌细胞"改邪归正"的一些报道

分子生物学研究提示的新途径

如果回顾现代抗癌史，在手术、放疗、化疗和局部治疗后，近年出现了分

子分型和分子靶向治疗这一新途径。分子生物学研究已到收获期,美国
FDA 在 1997—2006 年已批准 9 个抗体药物,此外还有一些针对靶分子的抑
制剂。例如曲妥珠单抗(赫赛汀)用于人表皮生长因子 2(HER2)阳性的乳腺
癌,多吉美(索拉菲尼)用于晚期肝癌,吉非替尼(易瑞沙)用于晚期非小细胞
肺癌等,都取得一定疗效。最近提出的精准医学,基本上是建立在分子生物
学的基础上,当然也整合了一些其他的进展。精准医学中很大一块是癌症,
可以预期,随着精准医学的推进,癌症的治疗也必将出现一些新前景,在历
史长河中向前推进一步。分子生物学之所以引起人们的重视,笔者以为,还
因为分子生物学在宏观与微观中建立了桥梁。例如 2012 年《细胞》(Cell)中
的一篇文章(图 1-7)说: 全身 PTEN(抑癌基因)水平升高,促进正常代谢,能
量消耗增加,脂肪积累减少,有助避免癌变,这样就将代谢与癌变联系起来。

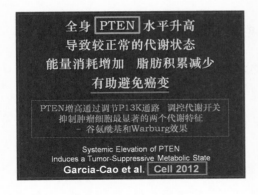

这篇论文认为,由基因调控的正常代谢状态,使脂肪减少,有助避免癌变,这样就将代谢与癌变联系起来。

图 1-7 抑癌基因 PTEN 与癌变的关系

笔者对癌症的认识与思考

笔者自 1968 年由血管外科改行从事癌症临床与研究,至今近半个世纪。
在主编三版《现代肿瘤学》(1993、2000 和 2011 年)的过程中,很想在国际肿
瘤学专著中找到癌的定义,但翻阅了美国癌症协会 2001 年出版的《临床肿瘤
学》,以及由 DeVita 等主编的于 2004 年出版的《癌——肿瘤学原理与实践》
(第 7 版)均未找到一个较完整的关于癌症定义的表述。尽管文献中也有一

些描述：如从分子生物学角度，有认为"恶性肿瘤基本上是一种遗传性疾病" [Vogelstein 和 Kinzler，《自然-医学》(*Nat Med*)，2004]；从胚胎学的角度，有认为肿瘤的发生和胚胎发生非常相似[Lee 和 Herlyn，《自然-医学》(*Nat Med*)，2006]；也有从代谢的角度（图 1-8）认为"癌是代谢蜕变"[Krall 和 Christofk，《自然》(*Nature*)，2013]，等等。

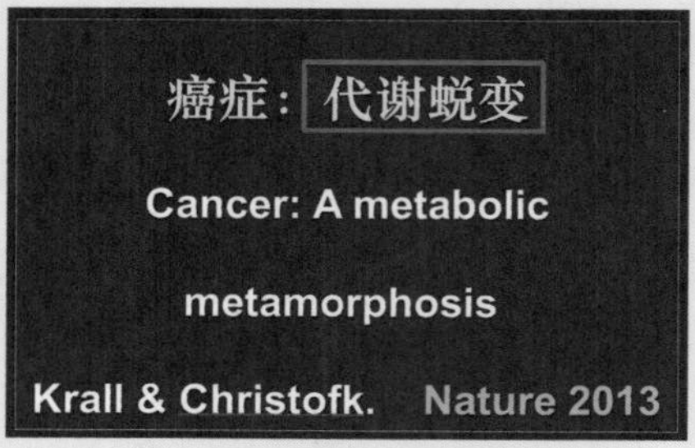

这篇学术论文认为，癌症是体内各种代谢机制失衡导致细胞遗传物质突变而成。

图 1-8　癌是代谢蜕变

　　笔者综合临床观察、本单位的研究和文献进展，对癌症逐步形成如下认识，用一句简单的话语来概括就是：*癌症是内外环境失衡导致的机体内乱，以部分细胞遗传特性明显改变为特征，是多基因参与、多阶段形成的全身性、慢性和动态变化的疾病*。这个认识部分来自笔者的实践，更多来自他人的实践，其目的是希望更好、更全面地指导控癌战。

　　所谓"内环境失衡"，笔者以为至少包括神经系统、免疫系统、内分泌系统、代谢和遗传等方面的失衡。如精神刺激、应激（过劳等）、免疫功能下降、内分泌失调、代谢障碍（糖尿病、肥胖等）等。

　　所谓"外环境失衡"，主要是环境致癌物，包括物理、化学和生物等方面，这在所有肿瘤专著中都可以找到。近年我国脑瘤已进入癌症死亡原因的第 9 位，是否与手机过度使用有关，就是新出现的值得关注的物理因素；新居装修后甲醛等污染致癌，就是化学致癌物要注意的新问题。此外，不良生活方式，如吸烟、酗酒、偏食、缺少运动、熬夜等，都可导致内外环境失衡。现在大家多关心空气、水和食品等环境污染，较少关注"内环境失衡"，而实际上常常是外因通过内因起作用。因此,癌症是多因素引起的。所谓失衡,是这些因素本已存在,只是超过或低于正常的范围。

所谓"**机体内乱**",就是不同于传染病的外界病原体入侵,而是机体本身出了问题,因为癌细胞是由正常细胞变来的,不是外来的。这就好比抗日战争和解放战争是不同的,前者是侵略,后者是内战。性质不同,对策也异。前者主要是消灭入侵之敌;后者是既要消灭主要的敌人,也要劝降处于劣势之残敌。

所谓"**以部分细胞遗传特性明显改变为特征**",好比肝癌是肝细胞的癌变、胃癌是胃黏膜上皮细胞的癌变,癌变就是细胞遗传特性明显改变(癌前期已有些改变,但还不"明显")。这句话的来源就是前面所说的"恶性肿瘤基本上是一种遗传性疾病"[Vogelstein 和 Kinzler,《自然‐医学》(*Nat Med*),2004]。但近年包括笔者单位在内展开的研究工作发现,除癌细胞有明显遗传特性改变外,癌所处的微环境也有改变,主要是免疫炎症相关的改变、血管生成相关的改变,以及细胞外基质和基质细胞等改变。而这些微环境相关的改变又与癌细胞的改变狼狈为奸,相互影响。笔者之所以用"部分"而不用"局部",是希望能概括白血病、微环境等的改变。

所谓"**多基因参与**",是指癌症不同于某些单基因引起的遗传性疾病,因为癌症是内外环境失衡等多因素引起的。如笔者单位与美国国立癌症研究所合作,仅从癌细胞着手便发现和肝癌转移有关的基因至少有 153 个,而不是 1 个[Ye 等,《自然‐医学》(*Nat Med*),2003];还发现癌周肝有 17 个与炎症免疫相关的基因也能预测肝癌转移[Budhu 等,《癌细胞》(*Cancer Cell*),2006]。顾健人、杨胜利院士等,更发现癌症与多个范畴的众多基因有关[《美国科学院院刊》(PNAS),2004]。

所谓"**多阶段形成**",是指从正常细胞遗传特性逐步改变的癌前期,到不转移的原位癌,再到有转移能力的侵袭性癌,是经过了多个阶段从量变到质变的过程。不同阶段参与的基因也不完全相同。

所谓"**全身性病变**",是因为发现部分细胞癌变还和全身的神经(由神经纤维和神经递质介导)、免疫、内分泌、代谢系统等的功能失调密切相关。如前所述,近代发现应激、过劳、免疫功能低下、内分泌紊乱、代谢失衡等,在癌症的发生发展过程中起重要作用。因此，癌症的防治，不仅要关注局部（通过手术、放疗、局部治疗等去消灭），更要关注整体，要加强全身性干预。认识"癌症是全身性病变"的发展过程，前面已有叙述，不再重复。

所谓"慢性病变"，是因为癌症不同于多数起病急的传染病，它的发生发展需要几年、十几年乃至几十年。如笔者单位曾发现肝癌从发生、发展到病人死亡，需要十几年。为此，战略上要打持久战。

所谓"动态变化"的病症，是因为：①随着癌症由原位癌发展为侵袭性癌，癌细胞的遗传特性也由"无转移潜能"变为"有转移潜能"，癌的进一步进展（progression）导致有转移潜能的细胞也进一步增多。②包括笔者单位在内近年展开的研究发现，在癌症治疗过程中，尤其是应用"消灭肿瘤疗法"后，因炎症、缺氧、免疫功能低下等因素未被消灭的残余癌细胞，其转移潜能增强。反之，采用分化诱导的治疗方法，癌细胞通过分化，其转移潜能降低，细胞的遗传特性也随之改变。③近年还发现社会心理因素可改变癌的基因组演变［Cole，《大脑行为和免疫》（*Brain Behav Immun*），2013］，病人的喜怒哀乐都可能影响癌的基因组演变。

笔者还以为，从哲学的角度，矛盾的双方既相互依存，又相互转化；正常细胞既然可以变成癌细胞，癌细胞（分化诱导，改邪归正）也应该可能变回正常细胞；癌症的"不治"也可能向"可治"转化。

因此，癌症不是绝症，然而癌症的防治起步要早，是一个涉及多方面（针对内外失衡）的系统工程，需要治标（局部消灭肿瘤）与治本（改造机体、改造微环境和改造残癌）兼顾，并要有打持久战的思想准备。控癌战是一个复杂的、动态变化的系统工程。

2. 控癌战只能是持久战

毛泽东在《论持久战》中批驳了抗日战争中的"亡国论"，认为最后胜利属于中国。这是分析了敌我双方得出的结论："日本（强的帝国主义国家）的长处是其战争力量之强，而其短处则在其战争本质的退步性、野蛮性，在其人力物力之不足，在其国际形势之寡助……中国之短处是战争力量之弱，而其长处则在其战争本质的进步性和正义性，在其是一个大国家，在其国际形势之多助。"这些相互矛盾着的基本特点，"规定了和规定着战争的持久性和最后胜利属于中国而不属于日本"。

毛泽东关于抗日战争是持久战的分析

毛泽东在《论持久战》中分析抗日战争是持久战的原因时指出，敌强我弱的力量悬殊是重要因素，敌人是帝国主义的强国，而我们是半殖民地半封建的弱国。然而这也同样"只有依据全部敌我对比的基本因素，才能得出正确的回答"。如前所说，"敌尚有其他缺点，我尚有其他优点。敌之优点可因我之努力而削弱，其缺点因我之努力而扩大。"反之，"（我之优点）可因我之努力而加强，缺点则因我之努力而克服。"加上国际上的变化也需要时日，所有这些，决定抗日战争必然是持久战。毛泽东还特别指出，由于敌强我弱的变化需要一定时日，"所以，在战争的一定阶段上，敌能得到一定程度的胜利，我则将遭到一定程度的失败。"这个"一定阶段内"和"一定程度上"的胜或败，便造成了持久战的局面。因此，对这个"一定阶段内"和"一定程度上"的胜或败千万不要做出误判，并由此得出"速胜"或"必亡"的错误结论。

笔者体会，持久战不等于最后必胜，而要达到最后胜利，毛泽东指出的下面这点至关重要："只要我能运用正确的军事和政治的策略，不犯原则的错误，竭尽最善的努力……到了新的一定阶段时，就将发生强弱程度上和优劣形势上的大变化，而达到敌败我胜的结果。"这里提到的政治策略，就包括"在国内，克服腐败现象，增加进步速度；在国外，克服助日势力，增加反日势力"。就是说，我们还需要在方方面面加紧努力，才能在持久战的基础上最终取胜。总之，抗日战争之所以是持久战，是因为要逆转"敌强我弱"的态势，需要敌我双方在多方面的较量，是一个漫长的过程。

控癌战，能速胜还是不能速胜？历史已回答了这个问题。现代控癌战近200年，人类仍未战胜癌症。参照毛泽东上述的方方面面，也许我们也可从以下几方面去论述为什么控癌战只能是持久战。

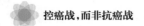

病程长:冰冻三尺,非一日之寒

癌症的发生发展是一个需要几年、十几年到几十年的慢性过程。伤风感冒,起病几天,好起来一般也就是几天;而癌症不同,起病以年数计算,也难以很快好起来。

笔者长期搞肝癌临床和科研,过去教科书认为肝癌病程只有3~5个月,为此认为肝癌是急性病,是"急转直下的绝症"。20 世纪 70 年代,我们开展肝癌早诊早治的研究,才发现过去认为肝癌病程只有几个月,其实是肝癌整个病程中的最后一幕。过去遇到已出现症状的肝癌病人,其肿瘤至少有大苹果大小,如不治疗,病人只能生存 6 个月左右;而我们发现的尚未出现症状的肝癌,医学上称为"亚临床期肝癌",其病程至少有 2 年(24 个月);这个结果(图 2-1)已发表在 1981 年的英文版《中华医学杂志》(*Chin Med J*)。所谓亚临床期(subclinical),肿瘤直径至少也有 1 厘米左右,不然是难以发现的。

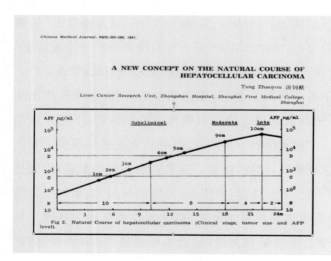

笔者的这篇学术论文认为,肝癌自然病程至少有 2 年(24 个月)=亚临床期(subclinical)+ 中期(moderate)+ 晚期(late),而不是原来认为的只有 3~5 个月。

图 2-1　肝癌自然病程的新概念

现代医学证明,一个正常的细胞,因内外环境(内环境如遗传、神经、免疫等,外环境如环境污染、病毒感染等)失衡,使细胞的遗传特性发生变化,这样若干代后的细胞就变成癌前期细胞,再发展成原位癌(没有转移能力的早期癌),是需要几年甚至几十年的时间,然后再发展成能够侵袭转移的癌症。上面说"亚临床期肝癌"病程至少 2 年左右,那么肝癌由正常细胞遗传特性逐步改变开始,到癌前期病变,再发展到直径 1 厘米左右的肝癌需要多长时间呢? 现在知道,我国的肝癌大多和乙型肝炎病毒感染有关,我们又计算了从患乙型肝炎开始到发展成为肝癌,需要 11 年左右。

还可以举另外一个例子。大家知道胰腺癌是比肝癌更为凶险的癌症,笔者的好几位熟悉的同行,患胰腺癌后大多在半年到一年内去世。实际上胰腺癌也一样,有一个相当长的发生发展过程。《中国医学论坛报》2010 年 11 月 17 日根据《自然》(Nature)杂志的一篇报道发的消息指出,胰腺癌的发生发展至少需要 20 年。《自然》(Nature)杂志的这篇报道指出,从胰腺细胞发生基因突变开始,到形成无转移能力的原发灶(相当于原位癌)需 11.7 ± 3.1 年,然后进一步的基因突变使癌细胞获得转移能力(即侵袭性癌)需 6.8 ± 3.4 年,胰腺癌发生转移到夺去病人生命又需 2.7 ± 1.2 年,加起来是 21.2 ± 7.7 年。

前面说过,我们都患过伤风感冒,通常起病几天,好起来也就几天,所以急性病可以"速胜",而慢性病起病时间长,好起来也需时日。既然癌症是慢性病,当然就难以速胜。有的病人问笔者:"您不是说小肝癌手术后不少病人可以长期生存嘛,一刀下去便好,不是速胜吗?"这里不得不提供一个数字:即使小肝癌切除后,5 年内仍有半数左右出现癌转移复发。"一刀下去"并未完全解决问题,要达到远期治愈,还需要有些后继的措施。因此,控癌战只能是持久战,这是理由之一。

癌症是复杂疾病

过去曾肆虐的传染病,如鼠疫、霍乱等,现在已不再成为人类死亡的主要原因。这要归功于抗菌药物的发明,因为这些急性传染病,基本上是由病原体引起,只要找到能对付致病病原体的药物,问题便迎刃而解。控制传染病有功的磺胺类药、青霉素和链霉素的发明者都曾先后获诺贝尔奖。最近我国首位获诺贝尔奖的屠呦呦研究员,也是发现青蒿素对杀灭疟原虫有效。

然而癌症不同，不同的癌症有不同的诱发因素。例如肝癌就和乙型或丙型肝炎病毒感染、黄曲霉毒素污染、饮水污染、饮酒、糖尿病等因素有关；而肺癌则与吸烟等有关。即使同样是肝癌，不同地区肝癌的诱发因素也不尽相同，如我国肝癌多有乙型肝炎感染背景，而欧美、日本等地的肝癌则多与丙型肝炎病毒有关。即使我国的肝癌，南方和北方也有区别，北方肝癌和酗酒关系更密切。"治病必求其因"，不同的病因自然需要不同的对策。这就不同于多数传染病只要找到特效的药物便可解决。癌症是复杂疾病，这是难以找到特效药物的根本原因。

最近半个世纪，由于医学视野进入分子水平，大大加快了研究的进程。笔者研究所也在 20 世纪 90 年代初开始研究肝癌相关的基因。最早是研究单个基因，发现很多和肝癌有关的基因也和其他很多种癌症有关，基本没有发现只和肝癌有关的单个基因。说明研究单个基因不够，于是研究多基因。我们与美国合作，发现和肝癌转移有关的基因至少有 153 个，但用这 153 个基因去验证，又不是百分之百正确。这可能就是因为不同地区、不同病人有不完全相同的病因和遗传因素，从而出现不同的基因谱。而且相关基因还在不断呈动态变化，前面说过，原位癌不转移，相关的基因显然不同于有转移能力的侵袭性癌，这样又表现为不同发展阶段的癌症有不完全相同的基因组合。

于是业界有人便提出"个体化治疗"的思路，即根据不同病人不同基因型进行不同的治疗，这也是最近美国提出的"精准医疗"的核心内容。诚然，在千变万化的大千世界中，要找到解决的办法，就需要时日。这是控癌战只能是持久战的又一理由。

癌症临床中逆转"敌强我弱"态势更需时日

我们每天遇到的癌症病人，绝大多数是有症状的癌症病人，这些病人所患的癌大多是有转移能力的。癌症所以能够发展成侵袭性癌，是经历了机体和癌的力量对比由"我强敌（癌）弱"到"敌（癌）强我弱"的过程，这个过程是一个以年数计算的漫长时间。其实每个人在复杂的环境下，机体很多细胞都可能出现基因的改变，只是由于机体内环境（如免疫功能）的强大，使这些"变坏"的细胞不能随意发展。但由于内外环境的持续失衡,例如长期处于严重污染的环境,有吸烟酗酒等不良生活方式,加上过劳(应激)、缺少运动、神经系统的刺激、免疫功能的低下等,而无法控制"变坏"的细胞,这才使癌症得以发生和发展。

在"敌强我弱"的态势下,如毛泽东所说"敌能得到一定程度的胜利,我则将遭到一定程度的失败"。这个"一定阶段内"和"一定程度上"的胜或败,便造成了持久战的局面。同样,这种态势下的癌症,在一定阶段内病情可能加重。但如同毛泽东所说"只要我能运用正确的军事和政治的策略,不犯原则的错误,竭尽最善的努力","到了新的一定阶段时,就将发生强弱程度上和优劣形势上的大变化,而达到敌败我胜的结果"。控癌战也一样,只要有战胜癌症的决心和正确的策略,到了一定的阶段,是可能转败为胜的。显然,这也是一个较长的、并有起伏的过程。

记得我们在取得肝癌早诊早治初步胜利的基础上,便致力于对付临床中常见的不能切除的大肝癌,过去这种不能切除的大肝癌病人通常都在半年到一年左右便死亡。不能切除的大肝癌显然是处于"敌强我弱"的态势,那时我们开展了一项称为"不能切除肝癌的缩小后切除"的研究。发现通过多种疗法,如"肝动脉结扎 + 肝动脉插管化疗 + 局部放射治疗"的综合应用,有可能使少数大的肝癌缩小变为小肝癌,然后再加以切除。凡获得这种称为"二期切除"的病人,竟有四五成能长期生存。换言之,这些病人取得了"转败为胜"的结果。

值得提出的是,这种综合治疗之初,多数病人的肿瘤仍继续增大,只是到了几个月后,才在部分病人身上看到肿瘤的缩小。我们计算过,大肝癌缩小成能够切除的小肝癌大约需要半年的时间,记得有一位病人这段时间长达将近两年。为什么这个"缩小后切除"的研究只在部分病人中获得成功呢? 因为一些病人在治疗的早期看到肿瘤仍继续增大而失去信心,从而忧心忡忡,寐少纳差,卧床不起,耐受不了赖以消灭肿瘤的放化疗,从而未能转败为胜,这些病人犯了缺乏持久战思想准备的错误。总之,要达到"转败为胜",需要有顽强的斗志,需要有综合治疗的策略,需要动员全身方方面面的积极性。所有这些,只能是持久战。

肿瘤的异质性和动态变化更为复杂

　　最近笔者看到 2013 年《自然》（*Nature*）上的一篇文章，作者马尔特（Marte）认为"癌症不是一种疾病，而是多种疾病，不同病人各异，而且随着环境的变迁，继续演变成复杂的、相互影响的不同癌细胞"（图 2-2）。其实这和上述第二点（"癌症是复杂疾病"）的意思相仿，这里之所以单独列出，是因为这是反映国际上的一个新观点，说明肿瘤的本质是多样的，而且是呈动态变化的复杂过程，提示解决癌的问题比想象中的更为复杂。这同样说明控癌战是一个持久的过程。

肿瘤的本质是多样的，而且是呈动态变化的复杂过程，提示解决癌的问题比想象中的更为复杂。这同样说明控癌战是一个持久的过程。

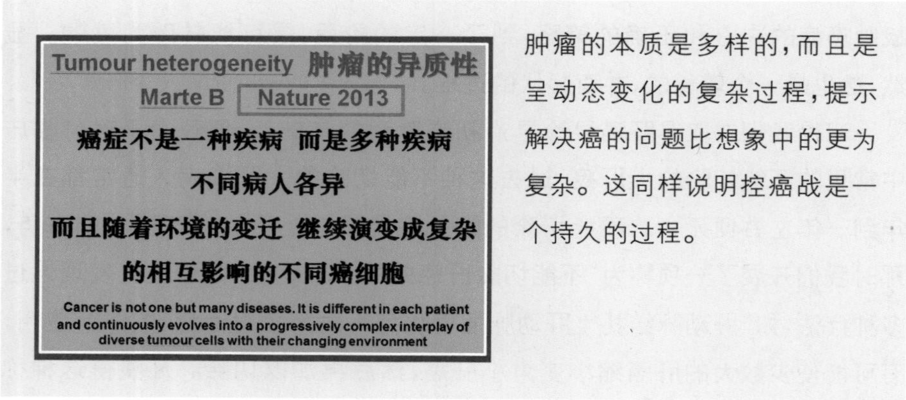

图 2-2　肿瘤的异质性

　　为了加深印象，这里再引一段笔者主编的《十万个为什么·医学卷》中的一段话。在"医学给人类带来什么"中笔者曾这样写道："14 世纪恐怖之病笼罩欧洲，倾城的人'被杀'，人们称之为'黑死病'（鼠疫）。19 世纪恐怖之病再度来临，病人上吐下泻而死，人们称之为'霍乱'。流行千年的结核病也曾经是不治之症。幸好后来巴斯德和科赫等发现这些病是由细菌引起的，加上发明了细菌的克星磺胺和抗生素，才使传染病得到了控制。"这里要说的是，人类控制通常只由一种细菌引起的传染病就花了几百年的时间，而比仅由一种细菌或病毒引起的传染病复杂得多的癌症，要控制它自然就难得多，时间自然也要更为持久。

关于癌症是不断呈动态变化的疾病,在前面已经谈到,2015 年《自然》(*Nature*)Komarova 有一篇文章题目是"癌症:一个移动的靶"(*Cancer：A moving target*),这也给精准医学增添了难题。确实,癌从正常细胞变为原位癌,其基因已有很大变化,再从原位癌发展为侵袭性癌,又有很多根本的分子改变,加上后来的治疗,也不断使癌的基因组发生变化,所以对付癌症必然是复杂的持久战。

3. "持久战"意想不到的病例

前面两节都是从理论上论述癌症不一定是绝症,控癌战只能是持久战。那么有没有具体病例呢? 笔者主要是搞肝癌研究和临床的,下面就举 20 世纪 80 年代和 90 年代的两位肝癌病人作为具体病例进行说明。

原先肝癌不能切除的病人已 35 年无瘤生存(例 1)

笔者找出 1980 年记录这位病人(例 1)的卡片(图 3 - 1),卡片上的记载情况简介如下。

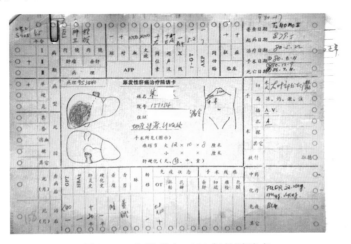

图 3 - 1　朱姓病人 1980 年的随访卡

这位当年 45 岁的病人朱某某，1980 年 4 月验血发现甲胎蛋白（AFP）异常升高至 1 250 微克/升（正常值为 20 微克/升以下），复查三次未见降低，而谷丙转氨酶（SGPT，ALT）未见异常，提示甲胎蛋白的异常升高不是由于肝炎肝硬化活动引起的，这在当时便高度怀疑是肝癌。

1980 年 5 月住院进一步检查。病人称有肝炎病史 20 年，近 10 个月感右上腹隐隐作痛。体检右肝肿大，在肋沿下 2 厘米处扪到硬块；放射性核素扫描见右肝有大片"占位性病变"；超声显像（又称 B 超）当时刚刚问世，也发现右肝有大的肿瘤，并见有肝硬化表现。那时肝动脉造影也刚开展，即经皮穿刺股动脉，插入一根细管，在 X 线影像引导下，插到肝动脉内，然后注入造影剂，同样发现右肝有多血管的大肿瘤。诊断明确为右肝巨大肝癌伴肝硬化。

当年最好的治疗是手术切除，于是便决定手术探查，看能否切除。1980 年 6 月 11 日手术，发现右肝肿瘤已有 12×10 厘米大小，如果切除，需要将右侧半个肝脏切除，由于有肝硬化，不能耐受右半肝切除，即剩下的肝脏不足以维持生存。遂作肝动脉右支插管、合并结扎（但仍保持插管的通畅）。这样做的目的是既阻断通往右肝的动脉血供，使肿瘤因得不到足够的血液供应而坏死，又可通过插入的导管供术后化疗药物灌注，以杀死癌细胞。然而这两种办法都不可能起到根治的作用。

病人手术后恢复顺利，一周后便开始从导管灌注化疗药物，用的是氟苷（FUDR，当年常用于治疗肝癌的化疗药物），一个月后验血甲胎蛋白下降到 250 微克/升，说明治疗有效。那时文献报道，用于预防结核病的卡介苗（BCG），是一种非特异性主动免疫制剂，可以刺激机体提高免疫功能。我们便结合中医理论"若要安，三里常不干"（古代人为了保持健康，常在足三里穴用艾灸，使局部起疱出水而不干），将卡介苗接种到足三里穴的皮内，不久便形成数月不愈的局部溃疡。在此期间，病人感食欲好、精神佳。那个年代用于了解病人免疫状态的是"旧结核菌素皮试（old tuberculin test，简称 OT 试验）"，结果提示病人免疫力增强，因为做 OT 试验后，局部形成的红疹直径由原先的 0.8 厘米增大到 4 个月后的 1.8 厘米。氟苷导管内灌注总量用了 22 克（是一个不小的剂量），4 个月后病人肿瘤缩小，肝在肋沿下已扪不到。验血甲胎蛋白继续下降，这时医生高兴，病人更高兴，因为过去极少见到这样好的效果。

然而甲胎蛋白仍有 62 微克/升,提示肝癌仍未彻底被消灭。这样摆在面前的问题便是下一步怎么办,因为当年没有肿瘤缩小后进行手术切除的经验。如果继续用导管内化疗灌注,总有一天病人无法继续耐受化疗,或者总有一天导管堵塞,化疗灌注便无法继续。我们经过反复研究协商,终于决定进行肿瘤缩小后切除。

在第一次手术后 6 个月,考虑到肿瘤缩小已可耐受局部切除,而无须右半肝切除,而且病人体重增加,肝功能也恢复到正常。于 1980 年 12 月 9 日进行第 2 次手术("缩小后切除"),发现肿瘤直径已缩小至原先的一半,即 6×5 厘米,于是便做了连同肿瘤的右肝部分切除和胆囊切除。病理报告提示确实还有活的肝癌,是肝细胞癌,病人也确有结节性肝硬化。切除肿瘤后 1 个多月再验血,甲胎蛋白已下降到正常值,说明肿瘤切除彻底。第二次手术后只用过一次化疗,希望清扫可能漏网的癌细胞,病人康复顺利。1982 年病人还参加了当时的上海科学教育电影制片厂拍摄的《肝癌治疗的曙光》。1984 年 3 月为了巩固疗效,病人又住院做了一个疗程的化疗。

通常癌症病人治疗后 5 年应该就没有大问题了,然而这位病人在 6 年后又发现肝内有肿瘤。那是 1986 年 6 月,病人在随访时超声显像发现右肝后叶有 2.7×2.7 厘米"实质不均质光团",这个描述一般就是肿瘤。然而验血查甲胎蛋白却是正常的,只有 3 微克/升。病人肝功能正常,身体状况也不错,尽管甲胎蛋白正常,但病人有乙型肝炎病史,超声显像也发现过去没有的、新出现的肿块,提示有肿瘤。于是在 1986 年 7 月 11 日进行了第 3 次手术,果然发现右肝后叶有 3×2.8 厘米肿瘤,做了肿瘤所在的右肝局部切除,病理报告仍然是肝细胞癌,术后恢复良好。

2015 年 9 月,笔者意外收到一盒茶叶和一封信,来信兹摘录一段:"我叫朱某某,是一位在您精心治疗下获得新生的老年肝癌患者。转眼 35 年过去,我已 80 岁,身体硬朗。回想 1980 年 6 月我在中山医院做手术,因肿瘤巨大,不能切除,只能做插管治疗,那时我苦闷而茫然。而您每天都来鼓励我,治疗几个月后您对我说'您已曙光在望'。第一次手术后半年肿瘤直径由 12 厘米缩小到 6 厘米,顺利切除肿瘤。我目前每天锻炼、买菜、烧饭,子女孝顺,家庭幸福。"

笔者的话：20 世纪七八十年代正是笔者单位开展肝癌早诊早治研究的时期，由于初步解决了肝癌早诊早治的几个关键性问题，使早诊早治成为可能。但由于经费问题，肝癌筛查难以大面积开展，临床上每天遇到的大多数仍为有症状的肝癌病人，而这些病人中当年只有一成左右能够适合手术切除，绝大多数是不能切除的患大肝癌的病人。这些不能切除的肝癌病人，根据当年的数据，没有病人能生存 5 年以上，通常多在半年到 1 年内死亡。

当年我们面对这个严峻的现实，没有无动于衷。而是在肝癌早诊早治获得初步成功基础上，将整个研究方向调整到研究每天遇到的大多数不能切除的肝癌方面，看看肝癌早诊早治（也称为小肝癌的研究）的理论和实践有无可能用到大肝癌上。肝癌之所以不能切除，主要是由于肝癌太大，加上多数病人都合并肝硬化。如果大肝癌能够缩小变成小肝癌，手术切除是否就能够进行，切除后的效果是否也和小肝癌切除的效果一样好（小肝癌切除后生存 5 年以上可占五六成）？这样看来，关键便是有没有办法使肝癌缩小。长期的临床观察只看到肝癌越长越大，没有看到越长越小的。然而从辩证法的角度，小可以变大，大也应该可能变小，于是我们便全力去寻找能够使肝癌缩小的办法。

那时对不能切除肝癌病人最好的办法便是肝动脉插管化疗灌注，通俗而言好比地道战，挖地道直通敌人堡垒进行攻击，可以达到事半功倍的效果。然而这种办法常因导管堵塞而终止，那时导管常在几个月后堵塞，通常导管堵塞后半年左右，缩小的肿瘤又复增大。

另外一种办法便是肝动脉结扎，它可以阻断肝癌组织的动脉血液供应，相当于断其粮草的办法。然而这种办法的效果也只能维持一个多月，因为一个半月左右侧支循环便建立，肿瘤又重新获得动脉血液供应。

还有一个办法便是局部放射治疗，但那时没有现代这么精确的定位，如果照射整个肝脏，正常肝组织也受到损害，而多数病人都合并肝硬化，更难耐受，这样就使肿瘤得不到足够的放射剂量。

至于全身化疗，由于药物到达肝脏的比例很小，加上化疗常敌我不分，常常没有等到肿瘤缩小，病人白细胞便明显下降而无法继续使用，为此绝大多数是无效的。

总之,上述这些方法的单一应用,都几乎不能够使肿瘤缩小。然而通过临床上细心的观察,还是看到少数病人对肝动脉内灌注化疗有效,也有极少数病人在肝动脉结扎后看到一过性肿瘤的缩小。放射治疗也同样看到极少数病人肿瘤缩小。这样便逐步形成2种或3种方法合用的想法,这个想法除了在临床探索外,还在后来开展的动物实验中去验证。几年后发现,无论临床或动物实验都证实,如果几种疗法合并应用得好,常可观察到"1＋1＞2"或"1＋1＋1＞3"的效果,这样在一些病人中便看到肿瘤缩小的情况。

20世纪七八十年代时,患了大的不能切除肝癌的病人,就相当于宣判死刑,缓期半年到一年执行而已。而这位病人却无瘤生存35年,这可属控癌战中持久战的典型案例。过去大肝癌为什么不能切除,主要是病人合并肝硬化,如果要将肝癌所处的右侧半个肝脏切除,剩下的肝脏便不足以维持生命。我们对这位病人放弃了冒极大风险的"速决战"(一期切除,好比正规军的阵地战),而采取"持久战"(多种方法综合序贯治疗,好比运动战和游击战)。就是通过多种非根治性治疗的综合应用,经过半年的时间,使肿瘤缩小,然后一举消灭("缩小后切除"好比一次胜算较大的阵地战)。

然而事实说明,这样的综合治疗,不是几天几周,而是半年后使肿瘤明显缩小。这个阶段中,如果医生或病人没有耐心,就不会有这个最终的结果,因为在治疗生效前,肿瘤还会不断长大,使病人和医生以为治疗无效。笔者曾多次接触这位病人,发现他在整个治疗和康复过程中心态都相当放松。出院后我们偶然去探视,病人都盛情接待,而不是忧心忡忡。当然如果病人已病入膏肓(如合并严重失代偿肝硬化),就不可能有这样的结果,因为病人难以耐受长达半年的化疗灌注。这就好比抗日战争当年,如果中国是个小国,可能就难有回旋余地。

总之,对不能切除的肝癌,合用多种姑息性治疗办法(好比运动战与游击战),以持久战的方式(6个月的断续攻击),逐步达到"转弱为强",将肿瘤缩小,并最终采用手术切除(阵地战)解决战斗。在我们后来的总结中证实,正是这种模式促成不能切除肝癌实现5年生存率零的突破(图3-2)。

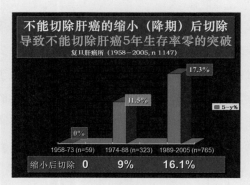

多种姑息性治疗的办法合用（好比运动战与游击战），以持久战的方式（6个月的断续攻击），逐步达到"转弱为强"，将肿瘤缩小，并最终采用手术切除（阵地战）解决战斗，实现5年生存率零的突破。

图 3-2 "缩小后切除"促成不能切除肝癌病人5年生存率零的突破

　　这位病人的控癌战并没有因为成功进行了"缩小后切除"而终结，因为6年后病人又发现另一个肝癌。这个肝癌和第一次的肝癌显然不同，因为甲胎蛋白是正常的，这提示第二个肝癌并非第一次肝癌手术切除时漏网的，而很可能是又一个新生的肝癌，医学上称为肝癌的多中心发生。这可能和病人的遗传易感性有关，也可能因病人所处的环境有关。按新近的研究，通常在肝癌切除后3年内复发的，大多是原先漏网的癌细胞，如果是漏网的癌细胞，原先甲胎蛋白是阳性的，复发的肝癌也大多甲胎蛋白阳性。而手术后3年以后出现的新癌灶，则可能是另一个新生的肝癌。这位病人的第二个肝癌属于甲胎蛋白阴性的肝癌，所以可能是和原先无关的另外一个肝癌。为此，对付癌症，需要有持久战的思想准备，当然这并不意味着要常年将神经绷紧，但需要定期随访检查，不能大意。这位病人注意到这个方面，所以能够很早发现较小的肝癌，第二次肝癌可以采取一期切除，切除的效果也很好。

　　总之，这位原先只能生存半年到一年的病人，却生存了35年以上。首先提示肝癌（尤其是不能切除肝癌）不一定是绝症；其次提示控癌战只能是持久战，尤其在敌强我弱的态势下，采取持久战来代替速决战是取胜之道。之所以是持久战，理由有三：

　　一是迄今尚未有癌症的特效治疗办法，对肝癌而言，即使根治性手术切除、肝移植、小肝癌的射频消融也有很高的复发率，需要后继的防治措施；而本例在开始阶段连这些可能带来根治效果的疗法也无法用，只能在其他姑息性疗法中进行探索，这就需要时日。

二是本例肿瘤达 12×10 厘米大小，是机体与癌（从癌变开始）斗争由"我强敌弱"到"敌强我弱"的过程，这个过程估计至少需要十几年的时间，这就是为什么要使癌缩小到可切除，使机体由较弱状态变成能耐受缩小后切除的恢复较好的状态要等半年，而不是几天。

三是对这位病人而言，患肝癌后，与肝癌的斗争并未因获得"缩小后切除"而终结，病人还需接受预防复发的化疗；在与第一个肝癌斗争取胜后还要警惕肝癌的再发。果然由于病人有持久战的思想准备，才在 6 年后又及时发现了另外长出的新肝癌，由于发现早，从而获得一期切除。如果病人在做完肝癌缩小后切除术便以为万事大吉、放松警惕，那么第二个肝癌可能长得更大才被发现，病人就难以有像第一次肝癌被顺利切除那样好的运气。

还有一个问题是 1986 年第三次手术后的将近 30 年病人是怎么过的，为什么没有再复发。那时没有干扰素和其他特殊治疗，而病人最近的来信给了笔者一些答案："我目前每天锻炼、买菜、烧饭，子女孝顺，家庭幸福。"短短几个字，体现了"精神舒畅，适度运动"也许起着不能忽视的作用。

肝癌有平湖西瓜大的病人无瘤生存 25 年（例 2）

这是一位 51 岁的男性病人张某某（例 2）。

1991 年 3 月，这位病人在门诊经 B 超和电子计算机 X 线断层显像（CT）发现右肝有巨大肿瘤，验血甲胎蛋白＜20 微克/升（正常范围），病人肝功能也都正常，但乙型肝炎表面抗原（HBsAg）阳性，通常这个指标阳性的人群，患肝癌的机会比 HBsAg 阴性的人群要高 10 倍以上，为此诊断为肝癌。

1991 年 4 月 6 日病人住院，称已有 13 年肝炎病史，上腹胀痛 2 个月，因此肝癌诊断基本成立。

1991 年 4 月 22 日手术探查发现右肝有巨大肿瘤，达 20×15 厘米大小。鉴于病人合并肝硬化，估计无法耐受右半肝切除，更难以耐受扩大右半肝切除，如同例 1 一样，作右肝动脉结扎合并插管，术后恢复顺利。

当年笔者单位与原中国科学院上海细胞生物研究所（即今天的中国科

学院上海生命科学研究院生物化学与细胞生物学研究所，简称生化与细胞所）合作研制成"^{131}I - Hepama - 1 单抗"（一种抗肝癌的单克隆抗体标以放射性核素碘 - 131）。这种肝癌导向治疗剂注入后，由于和肝癌有亲和力，到达肝癌的量至少是周围肝组织的两倍，于是肝癌所接受的放射线量也大于周围的肝组织。这就好比用导弹去攻击肿瘤，对肿瘤杀伤较多，而正常组织损伤较少。

1991 年 5 月，我们经肝动脉导管注入这种制剂 30 毫居里，病人未出现严重副作用，5 天后再注入 20 毫居里。导向治疗后观察到病人血象和肝功能均有损害，只能继续住院治疗。为了更多消灭肿瘤，此后曾在导管内灌注化疗药物 4 次，还合并干扰素 α 治疗。不久病人出院休养。在随访过程中观察到肿瘤（红色箭头所示）日渐缩小（图 3 - 3），考虑到病人已可能接受"缩小后切除"，便重新住院。住院后又做了全面检查，发现导向治疗后的肝功能损害已经恢复，全身情况也不错。

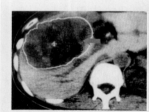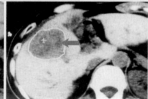

导管内灌注靶向单抗 2 次＋化疗药物 4 次＋合并干扰素 α 治疗＋病人出院休养＝随访过程中观察到肿瘤日渐缩小，带瘤生存。

图 3 - 3　肿瘤经导向综合治疗后明显缩小

1991 年 12 月 2 日，即第一次住院后的 8 个月，进行手术探查，发现肿瘤已缩小到 8.7×6 厘米，于是做了右肝部分切除（代替了原先要做至少右半肝切除），病理报告是肝细胞癌，有结节性肝硬化；从手术标本可见，肿瘤已大部分坏死，但仍有少量残癌（图 3 - 4 白色箭头所指）。手术恢复顺利，术后 2 周便出院。出院后主要是服用可"健脾理气"（扶正为主）的中药复方，除 10 年后因胆囊炎曾作胆囊切除外，随访过程均良好。

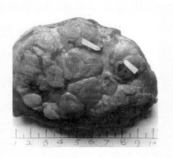

肝细胞癌,有结节性肝硬化,肿瘤已大部分坏死,但仍有少量残癌。但病人出院后服用可"健脾理气"的中药复方,随访良好。

图3-4　缩小后切除标本示仍有残癌

　　这位病人和上面的病人(例1)一样,在第一个肝癌成功治疗16年后,又出现第二个肝癌。还是由于病人有"持久战"的思想,他对随访丝毫也没有放松。2007年2月无论CT或磁共振显像(MRI)均发现左肝有一个1×1厘米的小肝癌(只有非常密切的随访,才可能发现这样的小肝癌,说明病人警惕性很高),迅速作了左肝部分切除,病理检查仍然是肝细胞癌(图3-5)。因为是小肝癌,手术和恢复均十分顺利,很快便出院。此后每年春节笔者均收到他的贺年卡,最近一次便是2015年春节,这时病人也近耄耋之年,无瘤生存25年了。

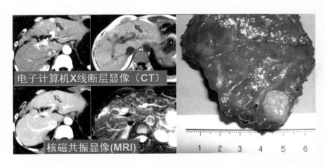

只有非常密切的随访,才可能发现这样的小肝癌,说明病人警惕性很高。

图3-5　术前CT和磁共振显像(MRI)与手术标本的对照

　　笔者的话:例2病人和例1病人一样,也是对肝癌坚持"持久战"的突出例证。照理这样大的肝癌,如果不治疗,病人可能半年便死亡,而他却无瘤生存25年以上。这位病人的持久战可以分两段来分析。

第一段是前面 16 年。首先是前 8 个月的导向综合治疗，使肿瘤有效缩小，并成功进行"缩小后切除"。这 8 个月是坚持了复杂多彩持久战的结果。笔者说"复杂多彩"，的确是！导致肿瘤在 8 个月后由平湖西瓜大小缩小到梨子大小，确实用了游击战和运动战性质的方法和措施：肝动脉结扎、肝动脉插管内灌注肝癌导向治疗剂（由于能够较大量杀伤肿瘤，应该可属运动战性质）、后来的动脉内化疗灌注，以及干扰素等。如果当年医生和病人都采取"速决战"，勉强做一期切除，则要冒三四成病人在手术后一个月内死亡的风险。而且这样大的肿瘤，即使切除，生存 5 年以上的在当年也只有一二成。

冰冻三尺非一日之寒，肝癌长大到平湖西瓜那么大，从癌变开始，至少十几年，如果不适合做一期切除，要取胜绝非几天可成。在 8 月肿瘤缩小后，又能不失时机下决心进行"缩小后切除"，这是病人能长期生存的关键所在。因为从图 3-3 可见，即使用了这么多的综合治疗方法和措施（应该属于游击战和运动战性质），切除标本仍然见到少量残癌，如果当年不做"缩小后切除"（阵地战），这些残癌可能在 1～2 年便要夺取病人性命。

第二段是从 2007 年小肝癌切除以来的 7 年。由于病人虽然已有 16 年无瘤生存的经历，但仍然没有放松警惕，仍然坚持定期随访，这样才能及时发现直径只有 1 厘米的极小肝癌。也许大家感兴趣的是，这位病人一生竟患过两次肝癌，是否忧心忡忡呢？否！您看图 3-6 这张复合的照片，病人生活

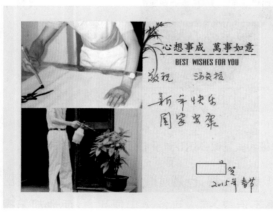

平日里习练书法（平心静气）＋侍弄花草（怡情养性）＋心怀感恩＝生活悠闲。

图 3-6　放松的康复过程

得很悠闲。

现代科学已提示，心理社会因素可调控癌细胞的基因组演变[Cole，《大脑行为和免疫》(*Brain Behav Immun*)，2013]。换言之，谁也无法保证手术后没有残留的癌细胞，谁也无法保证有乙型、丙型肝炎的人群不会生第二次肝癌，然而"好心情"也许可以使癌细胞的恶性程度变得低一些，甚至可能改邪归正。

总之，这位患有平湖西瓜这么大肿瘤的肝癌病人，如果当年放弃治疗，则只能生存半年左右；如果进行"持久的游击和运动战"后，不能当机立断进行"阵地战"（缩小后切除），则可能只生存不到 2 年；如果在"缩小后切除"以后便以为万事大吉，而不密切随访，则可能生存不到 20 年。这样看来，对付癌症的"持久战"是一个漫长的过程，这个漫长的过程需要谋划各种"游击战""运动战"，并不失时机抓住可能取胜的"阵地战"。

4. 持久控癌战的三个阶段

当年抗日战争只能是持久战，因为"敌强我弱"；尽管我们地大物博、人口多，有回旋余地，且处于进步过程，更属于正义一方，有取胜的可能，但需要时日。我们临床所遇到的癌症患者，也大多是处于"敌强我弱"的态势，如果病人还具备上述一些可能取胜的条件，通过持久战是可能最终取胜的。

持久战意味着一个相对长的阶段，如何谋划这个阶段的战略战术便是取胜的前提。毛泽东在《论持久战》中认为，持久战具体地表现于三个阶段之中："第一阶段，是敌之战略进攻、我之战略防御的时期。第二阶段，是敌之战略保守、我之准备反攻的时期。第三阶段，是我之战略反攻、敌之战略退却的时期。"

这个划分是为了更好地指导持久战，于是毛泽东更具体地指出三个阶段我方的战略战术。

第一阶段采取的战争形式，"主要的是运动战，而以游击战和阵地战辅助之。"

第二阶段是战略的相持阶段，"此阶段中我之作战形式主要的是游击战，而以运动战辅助之。"毛泽东特别指出："这个第二阶段是整个战争的过渡阶段，也是最困难的时期，然而它是转变的枢纽。"这时很多人会动摇，而毛泽东却说："如能坚持抗战，坚持统一战线和坚持持久战，中国将在此阶段中获得转弱为强的力量。"

第三阶段是："我所采取的主要的战争形式仍将是运动战，但是阵地战将提到重要位置……游击战仍将辅助运动战和阵地战而起其战略配合的作用。"

为此，对于肿瘤一时不能切除的癌症病人，如通盘考虑了各方面因素预测有取胜可能，就要有类似三个阶段的思想准备而采取不同对策。笔者以为：第一阶段如何保证战略防御时期的首战必胜，第二阶段是最困难的阶段如何正确相持，第三阶段能否抓住可能最终取胜的阵地战的战机。下面还是通过几个病例来说明。

第一阶段：战略决策要慎之又慎（例3、例4）

前文说过，"第一阶段，是敌之战略进攻、我之战略防御的时期"。下文是1994年的一位22岁男性病人黄某某（例3）。

病人主诉右腹和腰部疼痛十余天，验血甲胎蛋白明显升高，乙型肝炎表面抗原（当年称"澳抗"）阳性，B超见右肝巨大肿瘤，肝癌诊断明确。血常规、肝功能和其他检查结果没有手术禁忌，遂决定手术。

1994年11月18日手术探查，发现右肝有18×8厘米大肝癌，但肝脏看似菠萝，肝硬化结节有1厘米大小，由于病人年轻，看似身体不错，又没有明显癌转移表现，门静脉也没有癌栓。当时认为应该给病人一个机会，因为病人明显合并肝硬化，不能耐受右半肝切除，于是做包括肿瘤的右肝部分切除。对于这么大的肿瘤，这显然是属于"姑息性切除"（估计还有残癌，切除不彻底的手术称为姑息性切除），因为手术后甲胎蛋白未能降到正常值。病理检查确实是肝细胞癌、大结节性肝硬化。手术后5个月，验血查甲胎蛋白又见明显升高;B超见右肝有多个复发肿瘤;并发现癌细胞种植到腹腔(腹腔癌结节有7×5厘米大小);还有胸水,胸水内也发现癌细胞。病人在手术后9个月便死于癌广泛转移。

为了进一步说明问题,再举另外一个例子(例4)。

也是1994年,一位62岁的男性病人朱某某,也是主诉右腹痛半个月,验血甲胎蛋白也明显升高,乙型肝炎表面抗原也是阳性,B超也见右肝巨大肿瘤,肝癌诊断明确,血常规、肝功能和其他检查结果也没有手术禁忌,遂决定手术。

1994年11月11日手术发现,右肝有15×12厘米肝癌,有肝硬化,没有癌转移证据,门静脉没有癌栓。由于病人年龄较大,决定只做零下196℃的液氮冷冻治疗(我们此前的实验研究证明冷冻治疗可使肿瘤区结冰,在冰球内的肿瘤将基本坏死),合并肝动脉插管。病人出院后于1995年3月进行肝动脉插管的化疗灌注。数月后因无法继续进行化疗而改服中药。1999年还参加"病人心连心"活动。术后12年,即2006年9月肝癌复发,用伽马刀治疗,2007年9月死于癌症。此病人患癌后生存了13年。

笔者的话:上述两位病人,病情相仿,前者有重度肝硬化,"敌强我弱"态势明显,却选择了阵地战(一期手术切除),导致失败,只生存9个月;后者选择了运动战(冷冻治疗也能较多杀伤肿瘤,但机体损伤较小)以及化疗灌注和中药治疗(应属游击战性质),却生存了13年,提示第一阶段的战略决策十分重要。

毛泽东说第一阶段是"敌之战略进攻、我之战略防御的时期",采取的战争形式"主要的是运动战,而以游击战和阵地战辅助之",而第一位病人在这个阶段却勉强采取阵地战,所以失败;第二位病人则正确地按毛泽东的原则,主要采取运动战(冷冻治疗),而以游击战(化疗和中药)辅之,得以较长期生存。

当然,从学术的角度讲,影响病人预后的因素很多,其中癌的侵袭转移潜能至关重要,所以单凭这两位病人的结果无法下结论,这两例也许是偶然现象,但必然常寓于偶然中。

第二阶段：坚持与否关系到最终胜败（例5）

还是1994年的另外一位病人（例5）。

蒋某某，男性，53岁。主诉右肝区不适伴纳差（胃口不好）和全身乏力一个月，B超发现右肝有巨大肿瘤，甲胎蛋白异常升高。病人称有肝炎肝硬化史18年，乙型肝炎表面抗原阳性，但肝功能等各项检查均无手术禁忌。

由于病人一般情况较好，门静脉也未见癌的侵犯，遂于1994年10月7日手术。发现右肝有14×12厘米肿瘤，肝硬化中度，估计无法耐受右半肝切除，乃作肝动脉结扎和插管。手术恢复顺利，术后积极进行肝动脉内治疗。这个治疗包括两种作用较强的化疗剂[表柔比星（表阿霉素）和顺铂]，还加上较大剂量的碘油（可以堵塞通向肿瘤的动脉，使肿瘤得不到足够的血液供应而坏死）。这个治疗导致病人出现明显副作用，如发热、胃口更差、肝功能异常等。病人也性急，看看反应大，肿瘤又未见缩小（通常要等4～6个月才缩小），便灰心失望。回家后便卧床不起，少吃少动，于手术后6个月死于肝昏迷。

笔者的话：照理例5这位病人的一般情况并不比前文中的例4病人差，为什么例4中的病人生存了13年，而这位病人只生存6个月呢？笔者以为，这位病人第一阶段的战略决策基本上是正确的。毛泽东说第一阶段"主要的是运动战，而以游击战和阵地战辅助之"，病人术后用了两种化疗药物加上较大剂量的碘油，应该能够杀伤较多癌细胞，可属于运动战。毛泽东说"这个第二阶段是整个战争的过渡阶段，也是最困难的时期，然而它是转变的枢纽"，毛泽东又说"如能坚持抗战，坚持统一战线和坚持持久战，中国将在此阶段中获得转弱为强的力量"，"此阶段中我之作战形式主要的是游击战，而以运动战辅助之"。

这位病人的问题在于第二阶段。如果后来能够再佐以游击战，预期几个月后将会看到肿瘤的缩小。可是正是在这个最困难的关键时期却不能坚持。病人的悲观失望，导致少吃少动，前面运动战的副作用未能克服，更谈不上后来能够佐以游击战，这就是后来病情急转直下的原因。

在20世纪八九十年代，笔者单位进行的"不能切除肝癌的缩小后切除"，只有少数病人获得成功,而失败的原因大多数是由于第二阶段的未能坚持,希望几天、几周肿瘤便能缩小,这是不现实的,从而悲观失望,导致不好的后果。

第三阶段:抓住可能最终取胜的阵地战/运动战的战机(例6、例7和例8)

这里打算再举一位病人(例6)。

那是1993年10月的一位62岁的男性病人邓某某。病人因右上腹隐痛,两周前B超发现右肝有大的肿瘤。入院后CT亦证实右肝肝癌,肝功能基本正常,其他各项检查均无手术禁忌。1993年10月27日手术,发现右肝有11×9厘米肿瘤,有肝硬化,由于肿瘤位置需做右半肝切除,估计病人难以耐受,故作肝动脉结扎合并插管,术后用顺铂等化疗灌注。病人出院后一般情况良好,半年后肿瘤已明显缩小,曾劝病人手术切除,病人称已63岁,且自觉良好,不打算接受手术。病人最终于1995年2月因肝癌病故,生存17个月。

为了说明问题,再举另外一位病人(例7)。

那是1986年的一位32岁的男性病人王某某,没有症状,是普查中发现甲胎蛋白明显升高,B超见右肝有大的肿瘤,放射线核素扫描也见右肝有大的占位性病变,诊断为肝癌。由于病人肝功能和其他检查均无手术禁忌,乃于1986年6月6日手术。手术发现,右肝有9×8厘米肿瘤,有肝硬化。由于肿瘤位置紧靠第二肝门,如果切除,需做右半肝切除,估计病人难以耐受,乃作肝动脉结扎合并插管。病理切片证实为肝细胞癌和肝硬化。

手术恢复顺利,术后3周动脉内注入肝癌导向治疗剂,即标以放射性核素碘-131的铁蛋白抗体(^{131}I-FtAb)29毫居里,由于没有明显副作用,后来又再注入10毫居里。接下来又在肝动脉内灌注化疗剂顺铂,共5次。另外还给予免疫治疗剂混合菌苗(MBV,当年与美国天普大学(Temple University)合作的类似Coley毒素的非特异性主动免疫治疗剂)。4个月后肿瘤明显缩小,甲胎蛋白明显下降。病人一般情况也恢复良好。

于是我们劝病人接受"缩小后切除",但在1986年当年,我们对"缩小后切除"经验不多,不敢把话说得太肯定,这样病人就很犹豫。我们只好说:

"现在是手术的最好时机，您实在不愿意手术，那就只好出院。"病人和家属整整思考了 1 周，最后才同意手术。

1986 年 11 月 10 日的手术发现肿瘤已缩小至 4×3 厘米大小，顺利做了局部切除。术后继续在动脉导管内灌注化疗剂顺铂和氟苷(FUDR)，不久血中甲胎蛋白完全转为阴性(表示手术切除彻底)。如图 4-1 所示，很难想象病人血甲胎蛋白(AFP)在第一次手术时高达 15 000 微克/升，第二次手术时仍有 100 微克/升(正常值为 20 微克/升以下)！

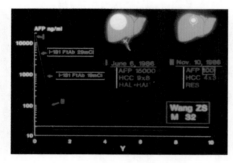 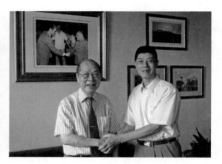

图 4-1　例 7 当年的幻灯片　　　　图 4-2　病人在 29 年后与笔者的合影

2015 年 8 月 17 日病人到办公室来看我，情况良好，已无瘤生存 29 年，征得本人同意，附上和他的合影(图 4-2)。

笔者的话：毛泽东说，第三阶段是"我之战略反攻，敌之战略退却的时期"，这个时期"我所采取的主要的战争形式仍将是运动战，但是阵地战将提到重要位置……游击战仍将辅助运动战和阵地战而起其战略配合的作用"。这里想强调的是"阵地战将提到重要位置"这一句。

例 6 病人肝癌不能切除，做了肝动脉结扎和插管，术后化疗药物灌注，肿瘤明显缩小，但病人放弃了"缩小后切除"，最终只生存 1 年余，死于癌症。而例 7 病人经过思想斗争，终于在肿瘤缩小的最好时机，抓住"缩小后切除"的机会而能无瘤生存至今 29 年。

这两位病人预后迥异，而起决定性作用的正是"第三阶段：抓住可能最终取胜的阵地战/运动战的战机"。为什么这样说呢？您看例 7，肿瘤直径虽然缩小为原先的一半，但甲胎蛋白(100 微克/升)仍然高于正常，提示虽然经过运动战(肝癌导向治疗)和游击战(肝动脉内化疗灌注和混合菌苗的免疫治疗),仍然有残癌存在。而缩小切除后,甲胎蛋白便完全降至正常,说明只有手术才能将残癌完全肃清。

那么最终是否非采取"阵地战"不可呢?再举另外一个例子(例8),提示即使最终没有阵地战,但运动战和游击战如果进行得好,效果也不错。

那是1985年12月另外一位中年男性病人张某某,因B超发现肝内有肿瘤而来就诊。病情和例4、例5相仿,并有20年的肝炎病史。1986年2月24日手术,发现右肝12×10厘米大小肝癌,但周围已有3~4枚播散的癌灶,也有肝硬化,为此只好作肝动脉结扎和插管,病理报告证实是肝细胞癌。

术后病人很快便恢复,所以能够较早开始在肝动脉内灌注化疗药物。那时用的是5-氟尿嘧啶,每次只用250毫克(这是一个较小的剂量),照理只能属于游击战性质,然而细水长流,总量居然也积累到10克以上。由于总剂量较大,应该说可以属于运动战性质。果然在一年后B超观察到肿瘤直径已缩小一半,由于肝动脉导管堵塞,化疗灌注停止,改服中药。

1988年6月,即手术后16个月,主瘤缩小到5×4厘米大小,播散灶已不易看到,病人肝功能良好,免疫功能也不错,那时用旧结核菌素皮试(OT),结果强阳性,也没有其他手术禁忌,我们便劝病人接受"缩小后切除"。但病人和家属认为病情好转并稳定已经年余,怕开刀反而不好,便拒绝手术,继续中药治疗。

1990年12月(病后5年)来门诊随访,情况良好。但1991年8月病人最终死于癌症,此时为诊断后69个月(5年余)。

笔者的话:不能切除肝癌通常生存不到1年,难有生存5年以上者。而这位病人生存5年余,为此也值得做进一步分析。

病人在整个过程中,始终没有用"阵地战"(手术切除),而能生存5年以上,主要是第一和第二阶段采取了正确的战略和战术,其中有耐心的游击战和运动战起了决定性作用:第一阶段没有贸然做阵地战(一期切除)而改为肝动脉结扎和插管;第一和第二阶段能够耐心进行持久的游击战(5-氟尿嘧啶250毫克肝动脉内灌注持续年余),由于积累的总剂量较大,导致肿瘤明显缩小,已达到运动战的性质;在肿瘤明显缩小(即大部被消灭)的基础上,又能坚持中药治疗,中药起效慢但性温和,应该属于游击战性质,但由于能坚持数年,其功不可没。

上面是值得肯定的方面,然而病人也有不足的一面,就是没有在第三阶段抓住时机进行"阵地战",一举消灭已明显缩小"由强变弱"的残余肿瘤,从而没有逃脱最终死于癌症的厄运。因此,由于第三阶段决策的不同,导致例7病人生存29年以上,而例8病人生存5年后死亡。

总之,上述6位病人,反映了不能切除肝癌的病人,在"敌强我弱"态势下,应该结合自身的不同情况,并且有"持久战"三个阶段不同的战略与战术的决策,才可能最终取得较好的结果。任何一个阶段决策的失误,都会影响预后。这也说明,在武器水平(硬件)相仿的条件下,战略和战术决策(软件)便成了决定性因素。

5. 控癌战能否取胜:"抗战"还是"妥协"

首要前提是"抗战"而不是"妥协"

在《论持久战》中,毛泽东从敌我以及国际方面进行了分析,认为对待日本的侵略不能妥协,理由是:日本方面有"战争的坚决性和特殊的野蛮性";"中国方面有共产党的坚决抗战,依靠英美的国民党不会投降和别的党派拥护抗战;国际方面除日本的盟友外,主要力量也赞助抗战"。

毛泽东还一再指出,"战争的长期性和随之而来的残酷性,是明显的"。"只有坚持统一战线,才能坚持战争;只有坚持统一战线和坚持战争,才能有最后胜利"。这句话有两个"坚持",都体现了"抗战"的决心。有了决心就要付诸行动,毛泽东又说"一切根据和符合于客观事实的思想是正确的思想,一切根据正确思想的做法或行动是正确的行动",这就是自觉的能动性,只有发扬这种自觉的能动性,才能达到目的。中国人民坚持"抗战"而不"妥协",才取得了十四年抗日战争的胜利。

胜败取决于最终的综合决策及其实施

控癌战能否取胜,影响因素很多。有医院和医生方面的因素,也有病人和家属方面的因素。但最终的综合决策是"抗战"还是"妥协",以及是否能坚持自始至终的"抗战"并付诸行动,则是能否取胜的前提。

有临床症状的癌症病人,好比敌人已经打到家门口,如果不下决心"抗战",将必败无疑。如果医生、病人和家属都说"放弃",即使有可能取胜的办法,也不会取胜。这一节不打算再举新的病例,因为前面说过的8位病人已能充分提示最终的决策是"抗战"而不是"妥协",对病人预后起着十分重要的作用。这里想重点说说病人和家属的态度和决心所造成的影响。

前一节"4. 持久控癌战的三个阶段"中说到的例4和例5,病情相仿,例4通过持之以恒的运动战(冷冻治疗)和游击战(肝动脉化疗灌注、中药治疗等),生存13年;但例5只生存6个月,这和例5在第二阶段因未看到肿瘤缩小而悲观失望,从而不能坚持"抗战"有密切关系。

例7和例8病情相仿,例7坚持了"肝癌导向治疗"(运动战),肝动脉内化疗灌注、混合菌苗的免疫治疗(游击战),以及更为重要的"缩小后切除"(阵地战),可以说是经历了"过五关斩六将",生存29年以上;例8却5年后死亡,这和例8在第三阶段未能接受"缩小后切除"(阵地战),不能最后坚持"抗战"有关。当然这里指的"抗战"并不是指的一定要进行"阵地战",而是指抗敌的决心,有了决心,再根据具体情况制定相应的战略战术。

也许根据具体情况采取"退却",但这个"退却"不同于"妥协"。毛泽东的16字游击战术"敌进我退,敌驻我扰,敌疲我打,敌退我追"中的第一句就是"敌进我退",这个"退"是主动的退,是为了最终战胜敌人的"退",这和"妥协"有着本质的区别。反之,虽然有"抗战"的决心,但误判形势,如例3就是错误地采取"敌进我进"的方针,所以败北。

精神状态有其物质基础

笔者以为,"抗战"是一种积极、主动、乐观的精神状态,而"妥协"则是消极、被动、悲观的精神状态。

　　说到精神状态，它有没有物质基础呢？我们常说，精神可以变物质。历史上因有了坚强的斗志导致反败为胜的事例不胜枚举。例如，在一些抗震救灾的过程中，不时出现一些英雄人物，这些英雄人物竟能做出常人（甚至其本人在平时）难以做出的难度极大的救人动作，这明显是由于强烈的救人责任感（精神）所驱使的，但似乎这是一个不太能说清的问题。

　　笔者是研究癌症的，最近笔者看到2013年的一篇文献（图5－1），这篇文献说"心理社会因素可调控癌细胞基因组演变"［Cole.《大脑行为和免疫》（*Brain Behav Immun*），2013］。通常认为，癌是细胞遗传特性（由基因所决定）改变的结果，由于细胞遗传特性的改变，正常细胞逐步变成癌细胞。而导致细胞遗传特性改变的，过去比较重视环境因素，例如吸烟致癌，放射线致癌（如原子弹爆炸导致甲状腺癌、白血病增多），化学致癌物致癌（如黄曲霉毒素致癌），等等，但很少关注精神因素。然而在现实中，严重精神刺激后出现癌症的病例屡见不鲜。这篇文章提示，不同的心理因素（积极和消极，抗争与妥协）是可以改变癌细胞基因组演变的。不少知识分子患癌症预后常较差，可能和慢性应激（如过劳、交感神经兴奋）有关。这篇文章又说"交感神经系统促癌转移"，这样，"精神、意志"就又有了一些物质基础。

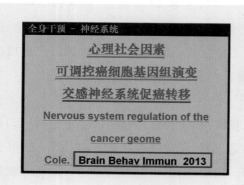

受严重精神刺激后患癌的人屡见不鲜。慢性应激（如过劳、交感神经兴奋等）可促进癌转移。这些都提示精神有其物质基础。

图5－1　心理社会因素可调控癌细胞基因组演变

　　总之，在控癌战中，不能只注意手术、放疗和药物，还要重视人的因素，特别是人的精神因素，这常是控癌战能否取胜的又一个关键。

6. 还要强调"知己知彼，百战不殆"

不要轻视"知己知彼，百战不殆"

毛泽东在《中国革命战争的战略问题》中说："有一种人，明于知己，暗于知彼；又有一种人，明于知彼，暗于知己，他们都是不能解决战争规律的学习和使用的问题的。"为此，毛泽东说，我们不要看轻中国古代大军事家孙武在《孙子兵法》中所说的"知己知彼，百战不殆"这句话。毛泽东还进一步解析说，这句话"是包括学习和使用两个阶段而说的，包括从认识客观实际中的发展规律，并按照这些规律去决定自己行动"。

《孙子兵法·用间篇》中说："明君贤将，所以动而胜人，成功出于众者，先知也。"意思是说，有名的君主和将领，之所以能经常打胜仗而出人头地，主要是事先对敌我双方的情势有足够的了解。

《孙子兵法·地形篇》中还有一段话："知吾卒之可以击，而不知敌之不可击，胜之半也；知敌之可击，而不知吾卒之不可以击，胜之半也；知敌之可击，知吾卒之可以击，而不知地形之不可以战，胜之半也。"这一段不仅考虑到地形，还结合敌我双方军队的训练与素质。说的是：只知道自己的军队能打，不知道敌人的军队不可以打，只有一半的胜算；只知道敌人可打，不知道自己的部队不能打，同样也只有一半的胜算；知道敌人可打，也知道自己的军队能打，而不知道地形不利于打仗，也一样只有一半胜算。

要弄清癌和机体的方方面面（例9）

"4. 持久控癌战的三个阶段"一节提及，控癌战取胜的首要前提是"抗战"而不是"妥协"，但有些情况下即使下决心"抗战"，也不一定能取胜。

例3中的病人，右肝有巨大肝癌，做了连同肿瘤的右肝部分切除（相当于阵地战），应该说是下了决心"抗战"了，但9个月后病人便死于癌症复发。笔者以为，其原因是病人误判了形势，误判主要是由于"知彼"而"不知己"。也就是毛泽东所说的"明于知彼，暗于知己"，就是对肿瘤方面的情况是基本了解的，但对有严重肝硬化不能耐受大手术认识不足，也没有按照这些规律去决定自己行动：这位病人有重度肝硬化，肝脏看似菠萝样表面高低不平，"敌强我弱"态势明显，却选择了阵地战（一期姑息性手术切除），导致失败。

进一步地说，例3中的病人之所以失败，就是只知道"敌人"可打，不知道自己的"部队"不能打。因此，能否弄清敌我双方（癌和机体）的方方面面，便是控癌战能否取胜的又一前提。为了加深印象，再举另一个例子（例9）。

1993年，一位41岁的男性病人沈某某，自感乏力、纳差（胃口不好），验血乙型肝炎表面抗原（HBsAg）阳性（比乙型肝炎表面抗原阴性的人群患肝癌的机会大10倍以上），甲胎蛋白明显升高达2 200微克/升（正常为≤20微克/升），B超和CT发现左肝有巨大肿瘤。这些都提示肝癌诊断无误。

由于肝功能和一般情况尚可，于1993年3月10日做了手术。手术发现左肝多个结节融合成15×14厘米肿瘤，肿瘤包膜不完整（表示癌细胞可能已跑出去），门静脉主干已扪到癌栓，还有中度肝硬化。主刀医生当时认为病人年龄不大，有可能耐受手术。但肿瘤范围大，需要做扩大左半肝切除（切除范围比左半肝还要大）。手术后自然不很太平，一度出现黄疸腹水，住院3周才出院。出院后2个月便死于癌症和肝昏迷。

毛泽东说："指挥员的正确的部署来源于正确的决心，正确的决心来源于正确的判断，正确的判断来源于周到的和必要的侦察，和对各种侦察材料的连贯起来的思索。"例9病人之所以失败，主要是判断的错误，这个错误倒不完全是由于缺少"周到和必要的侦察"，因为肿瘤情况（敌情）和病人身体情况（肝硬化等）是基本了解的，而是由于缺少"对各种侦察材料的连贯起来的思索"，从而没有"按照这些规律去决定自己行动"。

笔者之所以将强调孙子的"知己知彼，百战不殆"放在带有总论性质的这一篇，是因为这个问题太重要了。笔者几十年的癌症临床，遇到的种种问题很多是和这个方面有关。尤其是肿瘤临床医生，常重视对癌情的了解，而忽视对病人身体情况的"详细"了解。有些手术并发症常和术前没有弄清病人有糖尿病、严重心肺疾病、慢性肾病、长期服用某些药物（如激素、活血抗凝药）或者有某些过敏史等有关。这方面例子很多，就不列举了。

二、百年抗癌战走向控癌持久战

7. 控癌战如何做到"保存自己，消灭敌人"

毛泽东在《抗日游击战争的战略问题》中说："战争的基本原则是保存自己消灭敌人。"用于控癌战，那就是"保存机体，消灭肿瘤"。关于这方面的一个要点是"进攻是消灭敌人的唯一手段，也是保存自己的主要手段"，为此消灭肿瘤是不可或缺的。如果承认控癌战是持久战，那么阵地战、运动战和游击战便是消灭敌人的主要方式，而现在的倾向是重视阵地战、轻视运动战，忽视游击战。尤其是后者，因为从持久战的角度，游击战是具有战略意义的。

只有消灭敌人，才能有效保存自己

我国的解放战争，主要通过辽沈、平津和淮海三大战役，大规模消灭了国民党军队的有生力量，才逆转了"敌强我弱"的态势，达成渡江战役以后势如破竹的局面，并最终取胜。控癌战道理相仿，首先是要大量消灭癌细胞，才可能保住性命。

回顾近两百年的抗癌战历史（笔者这里仍然用抗癌战，是因为19世纪和20世纪主要是消灭肿瘤的战略）。19世纪开始出现了实体瘤的根治性手术（例如对乳腺癌的乳房连同胸大肌切除加上腋下淋巴结清扫），20世纪初放射治疗用于癌症，20世纪40年代出现化疗，60年代的肝移植到后来也用于小肝癌的治疗，70年代癌症早诊早治的发展，使消灭肿瘤战略的疗效成倍提高，80年代的实体瘤局部治疗无论冷、热或瘤内注射，或者是动脉内化疗栓塞治疗，都是以消灭肿瘤为目标，甚至近年出现的"分子靶向治疗"，大多仍然是以消灭肿瘤为目标的。为此，200余年来癌症生存率的提高基本上是靠消灭肿瘤来达成的(图 7-1)。正如前面说过的,2012 年《新英格兰医学杂志》有 DeVita 和 Rosenberg 写的文章《癌症研究二百年》,文中指出,癌症的相对 5 年生存率: 1953 年为 35%,1975 年为 50%,2005 年为 68%。

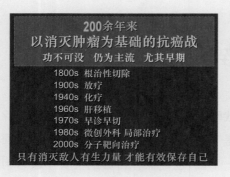

从西医学的角度来看,200 余年来的抗癌战其实质就是消灭肿瘤,将体内癌细胞赶尽杀绝。随着科技的进步和早诊早治的推行,消灭疗法越来越先进,治疗效果相对也得以提升。

图 7-1 基于病理学基础的消灭肿瘤疗法功不可没

最近我们研究所已退休的马曾辰教授和仍在工作的叶青海教授整理出一本名为《突破》的册子,其内容是描述 88 例生存 20~48 年的肝癌病人,这些病人的肝癌都是经过病理学证实的,也是我们研究所治疗的。这里摘录笔者在这本书的"序"中的一段:

"大家一定会问,这些病人用了什么治疗方法和措施? 我从第二篇材料中看到,在 88 例中,小于或等于 5 厘米的小肝癌切除有 52 例,占 59.1%,提示肝癌早诊早治的突破起着最重要的作用;大肝癌的二步切除有 8 例,占 9.1%,应该说也值得重视,因为这些病人原先没有切除可能,也就基本没有长期生存的可能;至少'手术切除起了最重要作用'这一点难以否定;还有就是反映'积极态度'的'再手术'。"

单这几句就可以看到,这些肝癌病人的绝大部分都是经过手术切除大规模消灭肿瘤后才得以长期生存的。

为此,"只有消灭敌人,才能有效保存自己"这句话,不仅在我国的解放战争中得到验证,在过去近百年的抗癌战中得到验证,也在笔者单位的部分资料中得到验证。这就是为什么图 7-1 认为基于病理学基础的消灭肿瘤疗法"功不可没""仍为主流""尤其早期"。

至于控癌战怎样才能做到"消灭敌人",一般而言,首先要搞清敌我双方的力量对比。通常早期癌症,可争取打阵地战,希望"一榔头"基本取胜,但游击战常需辅之,目的是控制漏网残癌。中期癌症,"一榔头"难以实施,可以争取打运动战,分次消灭肿瘤,同样游击战佐之,如果能达到"转弱为强",还可择机打阵地战而最终取胜。晚期癌症,最多只能打游击战,如果能够通过持久艰苦的游击战,使敌我力量对比得到改善,还可争取打些运动战,以实现长期"带瘤生存"。

控癌战中消灭敌人保存自己的具体办法

关于消灭敌人,从战争角度似有阵地战、运动战和游击战之别,它们应该分别是以大规模、一定规模和小规模消灭敌人为目标。如果从控癌战的角度:

阵地战是否包括根治性手术、根治性放疗、根治性化疗和根治性局部治疗(例如对小肝癌的根治性射频消融);

运动战是否包括不以根治为目标但能一定规模消灭肿瘤的疗法,例如用于肝癌的姑息性手术切除(没有全部切除肿瘤)、肝动脉化疗栓塞(亦称介入治疗,即在通向肿瘤的肝动脉内,注入堵塞血管的制剂,使肿瘤得不到足够的血液供应而死亡;并同时注入化疗剂以加速肿瘤的死亡),或过去的肝动脉结扎(阻断肿瘤的动脉血液供应)和血管内化疗灌注(因为化疗药物直接到达肿瘤部位,它比静脉全身给药的浓度要大得多);

而游击战则可能是小规模消灭肿瘤的疗法,是否包括不以根治为目标的姑息性手术(不是姑息性切除,例如为解决肿瘤引起梗阻的短路手术)、姑息性放疗、小剂量化疗、对多个或较大肿瘤的姑息性介入治疗或局部治疗等。

笔者以为,控癌战中的游击战还可包括间接消灭或削弱肿瘤的其他疗法和措施,例如分化诱导治疗(使肿瘤改邪归正,但肿瘤并未死亡)、免疫治疗(通过提高机体免疫功能来抗击肿瘤)等,这也好比中医所说的"扶正祛邪"。还有是21世纪发现癌症与炎症的密切关系后,出现的多种有潜在辅助控癌的抗炎剂,以及改善缺氧的各种办法(如抗凝剂、活血剂等),也可属于游击战性质，因为缺氧可使癌细胞变得更加疯狂。

至于在分子生物学研究的基础上，近年出现的分子靶向治疗剂可以归在哪一类，笔者不敢断言，但目前多数仍属于非根治性治疗。如针对晚期肝癌的治疗，2008 年出现了索拉菲尼（Sorafenib），最近又出现了瑞戈菲尼（Regorafenib）（图 7－2），但仍然是姑息性治疗性质。

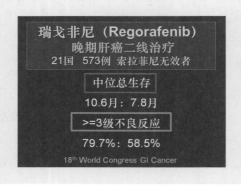

最近出现的分子靶向治疗剂，如瑞戈菲尼（Regorafenib），属姑息性治疗性质。

图 7－2　最新的晚期肝癌分子靶向治疗剂

关于保存自己，在战争中除通过消灭敌人以保存自己外，还有战略退却，有休整备战，反正就是避开敌人锋芒，积极休整（吃饱睡足以备抗敌），扩大队伍，练兵备战，等等。如果从控癌战的角度，除消灭肿瘤以保存机体外，是否可以包括不以直接消灭肿瘤为目标而强化机体的一切措施。例如适当饮食、适度运动、改变生活方式（如戒烟以避开致癌物）、乐观情绪、免疫治疗、内分泌和代谢干预，以及其他防癌干预等。所有这些，现在都已有越来越多的科学证据（这在后面还要细说），并非单纯的"经验"。

如何才能具体做到"保存自己消灭敌人"（例 10）

显然，保存自己和消灭敌人是难以截然划分的，他们是矛盾的双方，既相互依存又相互转化。为此，对控癌战而言，要统筹考虑，辩证应对，不可能有一个固定不变的模式。这一段不打算展开，只讲一些原则。其实毛泽东在《抗日游击战争的战略问题》一文的第四章标题中便已概括了如何做到"保存自己消灭敌人"的原则，那就是"主动地灵活地有计划地执行防御战中的进攻战、持久战中的速决战、内线作战中的外线作战"。毛泽东特别强调了"主动性""灵活性"和"计划性",笔者想在控癌战中这些也同样重要。为了加深印象,这里再举一个例子(例10)。

女性病人郑某某,45岁,1986年9月因验血乙型肝炎表面抗原阳性(有乙型肝炎感染背景,患肝癌概率大),甲胎蛋白升高达920微克/升(正常为≤20微克/升),B超发现肝内有多个大肿瘤,诊断为肝癌入院。

因无手术禁忌,于1986年10月4日手术,见肝内多个肿瘤,分别为9×8厘米、6×5厘米,还有1~3厘米直径肿瘤7个。因已无法切除,乃作肝动脉结扎合并肝动脉插管。病理证实为肝细胞癌。术后动脉内注入碘-131碘油(I^{131}- Lipiodol,是一种能较多进入肿瘤血管的制剂,由于油剂堵塞肿瘤的动脉供应使肿瘤坏死,加上标以放射性核素碘-131,可以通过内放射进一步杀伤肿瘤)。患者还合并应用顺铂化疗肝动脉内灌注,合并混合菌苗(MBV,源于Coley毒素)的免疫治疗,并合并中药治疗。由于随访过程B超看到肿瘤缩小,甲胎蛋白也降至62微克/升。于1988年2月1日(第一次手术后1年4个月)再手术,切除已缩小的肝右前和左内叶的肿瘤,估计未能全部切除肿瘤,故属于"姑息性切除",但切除标本病理检查未看到残癌;对肉眼看到的未能切除的残癌,再在肿瘤结节内注入无水乙醇(可以产生凝固性坏死以杀灭残癌)。

病人可以说是"好事多磨",1994年(8年后)发现肝癌转移到肺和纵隔淋巴结,又作了右上肺和纵隔淋巴结切除,术后再作放射治疗。2014年(28年后)又发现左右肝各有1个小癌复发,又行射频消融和无水乙醇注射。图7-3是2015年8月患者和笔者在办公室的合影。

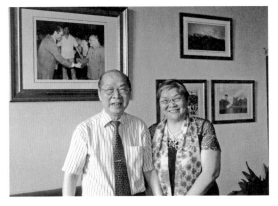

图7-3 病人和笔者在28年后的合影

笔者的话：患有如此多个大小肝癌的病人能够健康生存 29 年应算是奇迹，可以说达到了"保存自己消灭敌人"的目的。这是怎样做到的呢？

个人以为毛泽东在《和英国记者贝兰特的谈话》(1937 年 10 月) 中有一段话可以回答这个问题："军事上的第一要义是保存自己消灭敌人，而要达到此目的，必须采用独立自主的游击战和运动战，避免一切被动的呆板的战法。"不是吗？

您看图 7-3 中，该病人从 1986 年起，可以说是"过五关斩六将"，开始由于肿瘤太大、太多，无法打阵地战，只能打运动战 (肝动脉结扎 + 肝动脉内 ^{131}I 碘油和化疗灌注) 和游击战 (混合菌苗的免疫治疗和中药治疗)。2 年后因运动战和游击战有效消灭了部分肿瘤，创造了打一次阵地战的条件，便不失时机进行了"姑息性切除"和无水乙醇注射，从而取得了 6 年的和平。1994年发现肺和纵隔淋巴结转移，但由于身体状况较好，从而得以进行了又一次阵地战 (肺转移灶切除和纵隔淋巴结转移灶的切除，以及术后放射治疗)，这次阵地战由于消灭肿瘤较彻底，获得了长达 20 年的和平时期。但病人并没有放松警惕，始终保持持久战的战略准备 (体现在后来能较早发现肝内的复发)，当 2014 年发现左右肝各出现 1 个复发的小癌灶时，又因地制宜采取第三次阵地战性质的治疗 (射频消融和无水乙醇注射对较小癌灶可属较彻底的治疗)。在图 7-3 中，不仅可以看到处于健康状态的病人，而且她笑容满面，这也反映出病人的乐观精神。这种精神状态也许是病人虽经如此多的"战乱"而能胜出的秘密。

总结一下，病人能够达到保存自己，是通过灵活应用多种形式的消灭肿瘤的办法。很少有病人经历过如此多的不同治疗：肝的手术切除，右上肺和纵隔淋巴结的手术切除，射频消融，外放射治疗，内放射治疗 (^{131}I 碘油)，肝动脉结扎，肝动脉内化疗灌注，瘤内无水乙醇注射，混合菌苗的免疫治疗和中医中药等。

如果用军事术语来表达，就是能灵活应用运动战、游击战和阵地战，而且做到战术上的速决战和战略上的持久战。由于战术上的速决战，使病人得到足够的休整复原的机会，为迎接下一次的挑战打下基础。所有这些，也体现了毛泽东所强调的"主动性""灵活性"和"计划性"。

8. 人是控癌战胜败的决定因素

毛泽东在《论持久战》中说:"武器是战争的重要因素,但不是决定因素,决定的因素是人不是物。"这句话至少对我国近现代史来说是对的。

"决定的因素是人不是物"在我国近现代史中得到验证

1894 年的中日甲午战争是中国的屈辱,然而百余年后的今天,我们正在向着中华民族的伟大复兴"中国梦"大步前进。在这期间,中国共产党 90 多年的历史,在扭转百年屈辱中起关键作用,这个作用不是单纯依靠"武器"来达成的。

不是吗? 建党之初,在武器装备极其悬殊的情况下,中国共产党人坚信"星星之火,可以燎原",领导广大军民抗衡了当年国民党的五次围剿,取得万里长征的胜利;又以"小米加步枪"的游击战和持久战策略,在抗日战争中取得伟大胜利;还是在武器装备悬殊的情况下,打败了得到美国支持的国民党军队,夺取了政权,建立了中华人民共和国,这整个阶段只用了 28 年的时间(1921—1949)。

20 世纪 50 年代初,仍然是在武器装备极其悬殊的态势下(当年美国已拥有原子弹)取得抗美援朝的胜利,使我国赢得了时间,初步恢复经济,这个阶段用了 29 年的时间(1949—1978)。

1978 年中国共产党第十一届三中全会的召开,开启了改革开放新时期,开始了又一个 30 年左右的奋斗历程,"中国和平崛起",成为世界第二大经济体,靠的同样不是"武器"。

上述这些都验证了毛泽东所说的"决定的因素是人不是物",主要是靠人的思维,以及由人所决定和制定的政策(如抗日战争中的"统一战线,游击战和持久战的战略";中国崛起过程中的"改革开放,摸着石头过河,韬光养晦,斗而不破"等方针)。当然,这并没有否定毛泽东所说的第一句话"武器是战争的重要因素"。1945 年美国在日本投掷原子弹到底起多大作用,至今还有争议。然而手中有和没有原子弹还是大不一样，这就是为什么我国当时也抓紧发展"两弹一星"的缘故。

归纳起来，决定战争的胜败有硬件和软件两方面因素，硬件主要是武器，软件主要是正义与非正义、战略与战术等。正如电脑，硬件和软件均不可或缺。图8-1是笔者在1979年引进的当时国内医学界首台APPLE II PLUS 微电脑，虽然硬盘只有48 K，但当时值4 500美元。记得那时由于没有软件，即使做简单的病史资料储存，也要自己编写程序（软件），因为是外行，编写各种程序费了笔者整整半年的时间。而现在只要用Excel软件就可储存。图8-2是保存至今的古董微电脑，以及编写程序后有关肝癌鉴别诊断和资料储存所发表的论文。笔者体会，"电脑硬件是基础，而软件是灵魂"。没有软件，电脑就是一堆废铜烂铁；反之，没有电脑硬件，软件也无从谈起。

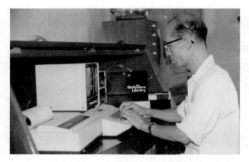

图8-1　1979年引进的医学界首台微电脑

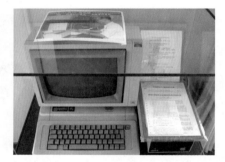

图8-2　程序编写后用于鉴别诊断和资料储存

"决定的因素是人不是物"在控癌战中也不例外

控癌战也不例外，既需要有消灭肿瘤的手段，也需要有如何有效使用这些手段的正确思维，二者缺一不可，相辅相成，其决定因素仍然是人，仍然是人的符合客观规律的思维。

过去百余年的抗癌战，根治性手术（武器）是立了头功的，明显提高了实体瘤的疗效，至今仍为主流，然而进一步提高就很困难。

笔者在20世纪60年代开始从事肝癌临床研究，印象最深的是肝癌的手术切除，一台手术费时动辄 10 个小时，输血几千毫升，手术后一个月内有二三成病人死亡，而 5 年生存率只有一成左右。为此萌生"早诊早治"的思路，直到 20 世纪 60 年代肿瘤标志物甲胎蛋白的出现，才使"早诊早治"得以实现。其结果，同样是手术切除，疗效却倍增。

笔者和团队在 20 世纪八九十年代体会到，用好已有的疗法，也可以提高疗效。当年对肝癌的治疗已出现诸多"武器"，如肝动脉结扎（使供应肿瘤的动脉血供减少而达到杀灭肿瘤的目的）、肝动脉插管化疗灌注（好比地道战，使抗癌药物可以较多地到达肿瘤部位）、外放射治疗、化疗药物的全身应用、卡介苗和混合菌苗（MBV，来源于 Coley 毒素）的免疫治疗，以及中医药（中医药又有攻与补之分）等。然而所有这些疗法的单独应用都没有看到有治愈的肝癌病人，甚至极少看到治疗后肿瘤缩小的。临床上大量病人是因为肿瘤太大而无法切除，从而没有治愈的希望。为此，如何使肿瘤缩小便是逆转无望病人重新满怀希望的关键。

于是萌生"综合治疗"的思路。笔者那时刚好从美国引进了先天性免疫缺陷的"裸鼠"，并建成了长在裸鼠身上不被排斥的人肝癌模型，从而可以在这个模型上做实验。结果发现"1＋1＋1＞3"的奇怪现象。也就是上面所说的不同疗法，如果单一应用，裸鼠身上肿瘤缩小的不多；如果两种合用，就看到较多裸鼠的肿瘤缩小；如果三种合用，居然观察到部分裸鼠的肿瘤完全消失。这样我们便在临床开展"不能切除肝癌的缩小后切除"的研究。这项研究导致了不能切除肝癌病人 5 年生存率零的突破，也就是说，过去不能切除肝癌病人没有生存 5 年以上的，而通过"综合治疗"，尤其是肿瘤缩小后加以切除的病人，已有成批病人生存 5 年以上。

根据我们研究所（复旦大学肝癌研究所）2012 年统计的 115 位原先不能切除的肝癌病人，通过综合治疗使肿瘤缩小，然后将缩小的肿瘤切除。这些病人中，已有 48 人生存 5 年以上，其中 19 人生存 10 年以上；像前面说的例 7 和例 10 已生存 30 年。要知道这些不能切除肝癌病人，如果不治疗，只能生存半年左右；即使采取各种单一的治疗方法，也没有生存 5 年的。

我们还观察到，当西医用化疗攻癌的时候，如果中药也用"攻"法，病人死亡更快；而如果此时中药改用"补"法，则化疗的疗效能够提高，病人生存期延长。

为此，"控癌战中，各种治疗手段（武器）是重要因素，但不是决定因素，决定的因素是人不是物"。上面所说的"早诊早治"思路、"综合治疗"思路、"攻与补合理搭配"思路，都是由医生的思维所做出的。所用的疗法相同，而结果迥异。当然，发展各种新的疗法和药物也不可或缺，还是那句话：硬件和软件相辅相成，硬件是基础，而软件是灵魂。

9. "阵地战"功不可没但未全胜

毛泽东在《矛盾论》中说矛盾的斗争是不断的，"尤其是它们在互相转化的时候，斗争的表现更为显著"。因为要攻克癌症，就是要"转化癌症"，要转化癌症，斗争（消灭肿瘤）就必不可少。一个多世纪以来，尤其是最近的半个世纪，人类取得了抗癌战的重大进展。如果用一句简单的话来概括，就是消灭肿瘤战略取得了重大胜利。

所谓消灭肿瘤战略，主要体现在各种根治性手术的问世，以消灭肿瘤为目标的放化疗的出现，以及 20 世纪 80 年代兴起的癌症局部治疗。消灭肿瘤战略大多属于大规模消灭敌人的"阵地战"，回顾百年抗癌战的"阵地战"，可以说战果累累，功不可没，尤其是对付处于"我强敌弱"态势下的早期癌症，"一榔头"下去，有不少病人可以获得根治。

然而至今癌症仍远未被攻克。我们不妨再从毛泽东的《矛盾论》去找原因。"阵地战"应该属于大规模"对抗"的性质。毛泽东曾说过："对抗是矛盾斗争的一种形式，但不是矛盾斗争的一切形式。"也许这正是单纯用"对抗"的形式未能最终取得抗癌战全面胜利的根本原因。

具体来说，当前在癌症临床中，常规的做法是手术切除肿瘤后，常再用术后放化疗（仍然是消灭肿瘤疗法）希望消灭残癌。毛泽东说过："矛盾和斗争是普遍的、绝对的，但是解决矛盾的方法，即斗争的形式，则因它的性质不同而不相同。"为此，当用"消灭肿瘤"疗法大规模消灭肿瘤后，对待少量残癌,是否仍用"消灭肿瘤"疗法来处理,便是值得商榷的问题。其实孙子兵法中也有类似看法,当敌我双方力量对比变成一比十时,处理的策略变成"十则围之",亦即可以不用消灭的办法。

消灭肿瘤战略的"阵地战"功不可没

笔者在《消灭与改造并举——院士抗癌新视点》一书中已较详细阐述了"消灭肿瘤功不可没"的内容(上海科学技术出版社,2011 年第一版,第 106～114 页;2015 年第二版,第 109～115 页)。这归因于只有最大限度消灭肿瘤才能有效保存机体。前文"7. 控癌战如何做到'保存自己,消灭敌人'"(本书第 42 页)已经说过可能属于"阵地战"的具体疗法。其中在消灭肿瘤的三大疗法中,手术立头功,放疗其次,化疗第三。尤其是最近的半个世纪,各种消灭肿瘤疗法日新月异,令人眼花缭乱。

至今,最古老的手术切除仍是多数实体瘤病人最好的消灭肿瘤疗法,而且随着早诊早治的进步、影像医学的发展、微创外科的出现以及器官移植的应用,手术疗法在抗癌"阵地战"战术中的权重还有可能上升。手术疗法在消灭肿瘤的同时,更好地保护机体、减少手术创伤等方面也有很大进步。例如早期小的乳腺癌,可以采取保乳手术,而无须沿用过去的乳房切除和腋下淋巴结清扫;小肝癌可以用局部切除代替肝叶切除;小的肺癌也可以通过内镜处理而无须开胸手术;结肠癌的腹腔镜手术已经非常成熟而无须开腹。通过综合治疗使原先不能切除肿瘤获得"降期(缩小)后切除"也增加了手术切除的机会。

随着影像医学的进步,癌症的局部治疗发展迅速。在影像医学的指引下,通过堵塞供应肿瘤养分的血管(化疗栓塞),采用热(射频、微波、激光、高功率聚焦超声等)、冷(液氮、氩氦刀等)和瘤内注射(无水乙醇、醋酸等)等消灭肿瘤的办法层出不穷。尤其对早期小癌,已可与手术一比高低。

古老的放射治疗也焕发青春。放射治疗设备的进步,由深部 X 线治疗、钴-60、加速器到质子放疗。放疗的技术改进在精确性方面尤为突出,如三维适形和调强放疗、伽马刀和 X 刀等立体定向放射技术、影像引导下的肿瘤放疗等的出现。除外放射治疗外,还有镱-90 微球、碘-131 碘油等内放射治疗。加上放射生物学领域的进步，也提高了放疗的疗效。放射治疗对某些癌症已成为可能获得治愈的治疗方法。

　　源于 20 世纪 40 年代的化学治疗也在消灭肿瘤方面起着重要作用。一些早年的化疗药物如 5-氟尿嘧啶、甲氨蝶呤、环磷酰胺等仍沿用至今。20 世纪 60 年代后长春碱、阿霉素、顺铂等问世，已有少数癌症经化疗治愈，如睾丸肿瘤、儿童急性淋巴细胞白血病等。后来又出现了紫杉醇等从植物提取的药物，出现了联合化疗等治疗方案。加上细胞动力学和化疗药药代动力学、多药耐药基因等研究，化疗在消灭肿瘤方面的作用也在不断提高。

　　随着分子生物学的进步，找到了不少肿瘤相关的"靶"分子，针对这些分子出现了应用单克隆抗体或其他抑制剂的"分子靶向治疗"，其中针对酪氨酸激酶的抑制剂是重要的方面。例如针对 HER2 阳性乳腺癌的曲妥珠单抗，针对晚期肝癌的多吉美，针对非小细胞肺癌的吉非替尼等。应该说这些药物也大多以消灭肿瘤为目的，但目前仍多与化疗合用，至少目前也非根治。

　　至此，各种消灭肿瘤疗法虽发展迅速，功不可没，但癌症仍远未被攻克。

消灭肿瘤疗法有其负面问题

　　近年文献已注意到在消灭肿瘤的同时，未被消灭的肿瘤其转移潜能增强，一种解析是"克隆筛选"的结果。亦即治疗后，敏感的癌细胞被杀灭，耐药的、侵袭性强的细胞扩增后肿瘤转移潜能也增强(图 9-1，图 9-2)。

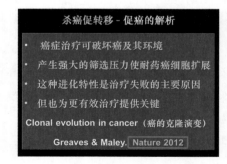

图 9-1　杀癌疗法因"克隆筛选"促癌转移

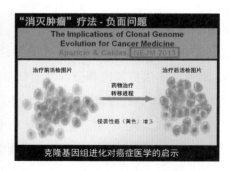

图 9-2　药物治疗后残癌侵袭性增强

　　如图 9-3 和图 9-4 所示，笔者所在的研究所科研人员于近年的肝癌实

验研究中发现,所有以消灭肿瘤为目标的疗法,包括姑息性手术切除(肿瘤
没有完全切除干净)、放疗、化疗(如顺铂)、阻断肿瘤血供的疗法(如肝动脉
结扎)、局部治疗(如射频消融),甚至分子靶向治疗(如索拉菲尼),都可导致
未被杀灭残癌的转移潜能增强。我们还发现,这种转移潜能增强和缺氧、炎
症以及免疫功能下降有关,而缺氧和炎症又可相互促进、狼狈为奸。其结果
使癌细胞出现"上皮-间质化",如图9-4所示,用奥沙利铂化疗后,癌细胞变
得不安分守己。这些肿瘤转移潜能的提高还伴有不同的基因改变。

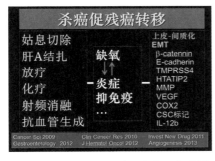

图9-3 杀癌通过缺氧、炎症和抑制免疫等促残癌转移

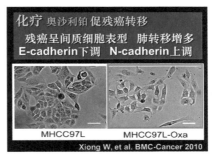

图9-4 化疗后癌细胞转移能力增强

　　进一步说,就是原先以为"一榔头"便可将肿瘤完全消灭,而没有认真考
虑难以保证肿瘤百分之百被消灭,例如至少还有循环系统中的肿瘤细胞
(circulating tumor cell, CTC)残留下来。毛泽东说"斗争的形式,则因它的
性质不同而不相同",当肿瘤被大规模消灭后,如何处理残余的小量残癌,是
否继续用"消灭"的办法,就是值得思考的问题。至今,即使西方倡导的"精
准医疗",也仍然以精准消灭残癌为主要目标,而很少考虑"改造"残癌的,更
少考虑"改造"机体,因而存在先天不足。

10. "运动战"在控癌持久战中不可轻视

　　即使在癌症早诊早治有了很大发展的今天,临床上遇到的仍然是大量

有症状的癌症病人，基本属于"敌强我弱"的态势。这些病人中的多数，由于种种原因已不适合打"阵地战"，也就是不适合用能大规模消灭肿瘤的疗法去较彻底地消灭肿瘤。病人和家属，往往一听到肿瘤已不能手术切除，便悲观失望。其实不能手术切除的癌症，还是有一些可能获得治愈的办法，这就是打"运动战"和"游击战"，以及后来可能出现的打"阵地战"的机遇。这里先说说"运动战"在控癌持久战中的地位和打法。

我们先看看毛泽东对"运动战"的认识。毛泽东说："'打得赢就打，打不赢就走'，这就是今天我们的运动战的通俗解析。"他还说："一切的'走'都是为着'打'，我们的一切战略战役方针都是建立在'打'的一个基本点上。"他又进一步分析了不好打就走的情况：一是敌人多；二是敌人虽不多，但邻近敌人密集；三是不孤立而阵地巩固之敌；四是打而不能解决战斗者。至于运动战怎么打，这就包括对敌的侦察、判断、集中、攻击、养精蓄锐等方面。归纳起来，运动战的特点是"正规兵团，战役和战斗的优势兵力，进攻性和流动性"。毛泽东特别强调运动战的"流动性"，所谓流动性即"大踏步的前进和后退"，以达到"消灭敌人，保存自己"。他更深入分析消灭敌人和保存自己的关系是："保存自己的目的，在于消灭敌人；而消灭敌人又是保存自己最有效的手段。"

控癌战中"运动战"可用的战法

从控癌的角度，前文"7. 控癌战如何做到'保存自己，消灭敌人'"（本书第42页）已经说过，控癌的"运动战"是不以根治为目标但能一定规模消灭肿瘤的疗法。以肝癌为例。

如肝癌的姑息性手术切除，可以大量消灭肿瘤，但因为没有全部切除肿瘤，所以无法达到根治。

又如肝动脉化疗栓塞，亦称介入治疗，通常经股动脉插管到供应肿瘤的肝动脉内，注入堵塞血管的制剂（如碘油），使肿瘤得不到足够的血液供应而死亡，或被注入的化疗药物（如顺铂）杀死；这好比地道战，可以直通敌人心脏，杀灭较多的肿瘤，达到事半功倍的目的，然而这种疗法也基本上难以达到根治，因为肿瘤结节的周边是由门静脉供血的，即使肿瘤中心的癌细胞死亡,但周边的癌细胞仍活着。

过去常用的肝动脉结扎,同样可以阻断肿瘤的动脉血液供应,但通常1个多月后,侧支循环建立,肿瘤又重新获得血液供应,所以消灭肿瘤也不彻底。这好比此路不通,还可以走别的路。

肝动脉内插根细管进行化疗灌注,这样化疗药物可以直接到达肿瘤部位,它比静脉全身给药的浓度要大得多,有时也可能使肿瘤缩小,但也同样不彻底,通常半年后导管堵塞,肿瘤又死灰复燃。

各种肿瘤的局部治疗方法,如前面说过的包括热的(射频消融、微波、激光、高功率聚焦超声等)、冷的(液氮、氩氦刀)和肿瘤局部注射消灭肿瘤的药物或制剂(无水乙醇、醋酸等)等,对较小的肿瘤是可能达到根治的,但对较大的肿瘤同样也是不彻底的,因为这样的疗法很难在三维的范围内覆盖整个肿瘤结节,所以也会复发。

然而,这些属于"运动战"的打法,可以消灭肿瘤的一部分,也许还能积小胜为大胜,逐步消灭敌人的有生力量。从而使肿瘤和机体的力量对比(比势)由"敌强我弱"变为"我强敌弱"。为此,控癌持久战中,"运动战"如使用得当,也可能出现意想不到的结果,前文(本书第45页)说过的例10就是明证。

对付其他癌症,也有不同的"运动战"战法,由于这不是专业书,就不一一列举。

如果重温前面说过的例10,该病人患了不能切除、累及左右肝脏的多发性肝癌(最大的肿瘤结节已达9×8厘米),这种情况估计病人只能生存半年左右,而病人却从1986年到2015年生存29年以上。细数这位病人用过的"运动战"战法包括:肝动脉结扎、肝动脉插管灌注放射性碘-131碘油(属于一种内放射治疗)、肝动脉内化疗药物顺铂灌注、姑息性肝肿瘤切除、无水乙醇瘤内注射、肿瘤射频消融等。

这位病人用过的"运动战"战法,对病人来说,都是不能彻底消灭肿瘤的,但是这些"运动战"的战法通过消灭部分肿瘤,给病人带来休息复原的机会,带来"转弱为强"的变化,并为后来的"阵地战"打下基础。

总之,这位病人之所以胜出,就是能在最初判断清楚是打"阵地战"还是

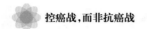

打"运动战"，进而主动、灵活、有计划地将"运动战"与"阵地战""游击战"相结合。下面我们将细细分析这些方面。

"运动战"可能是"转弱为强"的重要法宝

我们在 20 世纪 80 年代，由于肝癌的早诊早治取得了初步胜利，便将重点放到临床遇到的大量不能切除肝癌病人的研究上。这些病人由于肿瘤过大无法切除，当年如果不主动采取措施，这就相当于"宣判死刑，缓期执行"，多数病人半年后便死去。当年我们的思路是：之所以不能切除是因为肿瘤太大，如果采取办法使肿瘤变小，是否就可能切除呢？那么有什么办法可以使肿瘤变小呢？我们通过实验研究，发现三种原先单独应用不能使肿瘤有效变小并获得切除的办法，如果合起来应用便可使部分肿瘤变小。我们研究了多种"三联疗法"，例如"外放射 + 顺铂（化疗）+ 混合菌苗（免疫治疗）"，并用于临床。一些病人肿瘤慢慢缩小，达到能切除的大小，便加以切除，我们称为"二期切除"。

经过随访，出乎意料，这些原先预计生存半年左右的病人，有五成左右生存 5 年以上。在当年施行二步切除的 115 人中，已有 48 人生存 5 年以上，其中 19 人生存 10 年以上。也许这可以喻为主要通过运动战而"转弱为强"，并进一步"转败为胜"。但要指出的是，整个过程约半年或更长。

换言之，病人不能耐受一次性的"阵地战"（一期手术切除），而代之以半年或更长时间的"主动、灵活、有计划"的、速决的"运动战"对肿瘤攻击较小，最终使肿瘤由大变小，并获得切除。因为当年用于临床的常是肝动脉结扎合并肝动脉插管化疗灌注，这种化疗灌注通常是每天或隔天灌注小剂量化疗药物，持续半年或更长时间。这样每次灌注药物后可能杀灭少量癌细胞，而病人副作用不明显，所以这应该属于整体"持久战"中的局部"速决战"。尽管灌注药物后短期内看不到肿瘤缩小，然而积小胜为大胜，半年或更长时间便看到肿瘤明显缩小。

因此，"运动战"在控癌持久战中不可轻视。

"运动战"取胜的关键之一：判断"打和走"

毛泽东说："打得赢就打，打不赢就走。"上述例10(本书第45页)中的病人基本遵照这个原则办，不打"阵地战"而打"运动战"。显然，这样多、这样大、分布这样广的肿瘤，采用手术切除属于"打而不能解决战斗者"，既切不干净，术后肯定会复发。即使今天用肝移植(换肝应该属于"阵地战"性质)的办法，也难取胜。所以不打"阵地战"，如毛泽东所说，是敌人多，以及打而不能解决战斗。因为这么多个肿瘤，提示已经可能播散到他处，是迟早要复发的，后来病人出现肝癌转移到肺和转移到纵隔淋巴结就是明证。为此这个决策十分重要，因为"阵地战"对这样的病人固然可以一时性消灭绝大多数肿瘤，然而对病人也是一次重大的打击，加上肝移植术后为避免移植上去的异体肝脏被"排斥"，需要长期用免疫抑制剂，这样病人的免疫功能(抵抗力)便长期处于低下状态，漏网的肿瘤就更容易死灰复燃。

然而不打"阵地战"不等于不去消灭敌人，而是改用"运动战"的战法去削弱敌人。因为病人一般情况尚好，可以耐受一些非根治性的"运动战"的打法。当然，决定打与不打，用什么办法去打，首先还得弄清敌我双方的情况才能决定，也就是要弄清肿瘤和病人两方面的情况。也就是前文说过的"侦察"和"判断"，这里不再赘述。后来的事实说明，这位病人当年采取的"运动战"方法是正确的，因为通过消灭部分敌人，改变了敌我的态势，从而获得2年多的休整期，为后来进行姑息性切除打下基础。

"运动战"取胜的关键之二：能否主动、灵活、有计划地打

"运动战"要取胜，笔者以为第二个关键是能否主动、灵活和有计划地打。毛泽东说："我们的一切战略战役方针都是建立在'打'的一个基本点上。"因此，决定"打与不打，如何打"要主动考虑，而不是被动等待。因为"消灭敌人是保存自己最有效的手段"。

例10(本书第45页)中的病人在29年(1986—2014)中遇到4次重大的危机(图10-1紫红色背景内所示)，现在看来这4次重大危机都能主动及

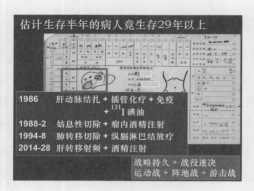

例 10 中的病人在 29 年（1986—2014）中遇到 4 次重大的危机（紫红色背景所示），并没有因为多次复发而悲观失望，而是联合医生主动、及时应对，从而得以长期生存。

图 10 - 1 估计生存半年的病人竟生存 29 年以上

时应对，尤其是对待后来几次危机，没有因为多次复发而悲观失望坐以待毙。相反，病人和医生都采取了"主动"积极的应对。不是嘛，您看对付第一次危机，病人和医生"主动"采用了肝动脉结扎＋肝动脉插管灌注^{131}I 碘油＋肝动脉灌注顺铂化疗的"三联运动战"。之所以称为运动战，是因为这些疗法都无法根治性消灭所有肿瘤，然而 3 种不彻底的疗法却能积小胜为大胜，在 2 年后大幅度消灭了肿瘤，后来做姑息性肝切除后检查标本看到原先的肿瘤已大部分死亡。

对付第二次危机（应该说是机遇），即 2 年后看到肿瘤已有所缩小后，并没有盲目乐观而采取等待方针，相反是"主动"采取乘胜追击的办法，一举切除残癌，对不能切除的残癌用瘤内无水乙醇注射的办法。

对付 8 年后的第三次危机，即肝癌转移到肺和转移到纵隔淋巴结，更没有采取消极悲观的态度，而是既做了手术切除（应该说这是一个很大的手术）又做了放射治疗。这个属于"阵地战"性质的战役，让病人获得了 20 年的和平时期。

对付第四次危机，即 29 年后出现的肝内复发，同样没有因为多次复发而放弃，还是"主动"使用射频消融和瘤内无水乙醇注射来应对。

说到"灵活"，笔者想也不必细说，因为对付四次危机所用的"运动战"战法，都是不完全相同的，亦即每次都是针对不同的情况采取不同的对策。

至于说"有计划地打",就拿第一次来说,那时的计划是"消灭与改造并举",既用肝动脉结扎＋肝动脉插管灌注[131]I碘油＋肝动脉插管灌注顺铂化疗来消灭肿瘤,又用混合菌苗的免疫治疗来增强机体的免疫功能。

如果医生没有"主动"采取这些"运动战",就不可能有长期生存的病人。可以认为,取胜的关键是"主动"和"攻击",但也离不开"灵活"。即在肿瘤猛攻机体的情况下,不采取硬碰硬策略,而采取分次小规模歼敌的办法。当然取胜也离不开长达半年的"有计划"游击战,既消灭肿瘤,又使机体有恢复的余地。笔者以为毛泽东的"敌进我退,敌驻我扰,敌疲我打,敌退我追"的游击战十六字诀也是运动战"主动"和"灵活"最精辟的概括。在控癌战中,也许最难做到的是"敌进我退",就是在肿瘤疯狂攻击机体时,医生和病人常按捺不住要急于还击(例如勉强去做手术),结果造成不可逆的败退。

"运动战"取胜的关键之三: 能否与"游击战"和"阵地战"相结合

例10(本书第45页)中的四次战役中,"运动战"所起的作用是大量消灭了肿瘤,帮助病人"转弱为强"。但笔者以为"游击战"在这位生存29年以上的病人身上起着十分重要的作用。这位病人所用的"游击战"战法似乎主要是混合菌苗(MBV)的免疫治疗,免疫治疗在大量消灭肿瘤以后,对残留少量残癌估计会起重要作用。但笔者感到这位病人的"游击战"远不止于此,请回头看看前面的图7–3,从病人放松的笑容中,可以看到"放松""乐观"和"积极"的精神状态,而这些往往是医生所忽视的。

在"5.控癌战能否取胜:'抗战'还是'妥协'"中,笔者曾经说过精神是有物质基础的,有文献也认为"心理社会因素可调控癌细胞基因组演变"。在抗日战争中,人民群众的主观能动性得到了极大的发挥,主要体现于人民发明了各种各样的"游击战"战术,如地道战、地雷战、麻雀战,利用青纱帐、铁道等。怪不得毛泽东在《抗日战争的持久战》中将"游击战"提高到战略的地位。

当然,"阵地战"是最终取胜的重要方面。例10中的病人,当在病后第8年出现肺转移和纵隔淋巴结转移时,就紧紧抓住8年来通过"运动战"和"游击战",消灭了较多肿瘤从而取得较好身体状况的有利时机,断然下决心采取身体能承受的大规模"阵地战"，因为肺转移和纵隔淋巴结转移的手术切除，以及术后的放射治疗对病人来说应该是非常大的战役。这次的"阵地战"最终给病人赢得 20 年的"和平时期"，直到此后的 20 年才又出现小的肝转移癌灶。

总之，控癌战是持久战，是持久战就不能忽视那些看来不是根治性的疗法（"运动战"），因为通过有针对性、有计划的"运动战"，包括这些疗法的联合和序贯应用，是有可能积小胜为大胜，而达到"转弱为强"，从而为可能取得最终胜利的"阵地战"创造条件。

11. "游击战"在控癌持久战中"是非同小可的事业"

前文中说过，如果承认控癌战是持久战，那么阵地战、运动战和游击战便是对付敌人的主要方式。而现在的倾向是重视阵地战，轻视运动战，忽视游击战。尤其是后者，因为从持久战的角度，游击战是具有战略意义的。当前的控癌战，从医生到病人，大多只重视手术、放疗、化疗、局部治疗等可能大规模消灭肿瘤的治疗。而不很重视，或不重视辅助治疗、精神状态、饮食、生活方式（如适度运动）等的作用。只重视"一榔头"的治疗，而不太重视长期的后继治疗，特别是那些所谓"小打小闹"的治疗。那么，游击战在控癌战中究竟有没有战略地位呢？

毛泽东是这样说的："游击战在整个抗日战争中的战略地位，仅仅次于运动战，因为没有游击战的辅助，也就不能战胜敌人。"他还说："游击战争没有正规战争那样迅速的成效和显赫的名声，但是'路遥知马力，事久见人心'，在长期和残酷的战争中，游击战将表现其很大的威力，实在是非同小可的事业。"

"游击战"在控癌战中有没有战略地位首先看病人的状况

在抗日战争中，毛泽东专门写了《抗日游击战争的战略问题》一文，他把游击战提高到战略的高度。当然提高到这个高度是有前提的，那就是因为当年中国是一个"大而弱"的国家被一个"小而强"的国家（日本）所攻击，在这种情况下游击战便具有战略意义。如果当年中国是一个"小而弱"的国家，游击战只能起战术作用。同理，临床肝癌病人，如果原先身体素质很差，已病入膏肓，又患了严重的癌症，例如病人有严重失代偿肝硬化（如有黄疸、腹水），又合并晚期肝癌，那就很难有回旋的余地，因为病人连"游击战"（小打小闹地对付癌症）也难以耐受，更谈不上有长远的战略效果。

但有些癌症病人，尽管肿瘤很大，一时无法被消灭，但病人身体素质尚可，那就不要轻言放弃。不要小看"游击战"的作用，因为说不定这种游击战最终可能导致转弱为强，甚至转败为胜。当然"转败为胜"并不是那么简单，还需要病人和医生重视游击战，看到游击战的战略意义，而且能认真筹划才可能达到目的。

控癌战中可用的"游击战"形式

笔者前面说过：游击战可能包括小规模消灭肿瘤的疗法，例如不以根治为目标的姑息性手术（包括为解决梗阻而放置支架或进行胃肠吻合等）、姑息性放疗、小剂量化疗、对多个或较大肿瘤的姑息性介入治疗或局部治疗等。关于游击战的作用，除削弱敌人（小规模消灭敌人）外，毛泽东说还可以发挥"箝制敌人、妨碍敌人运输"（如破坏敌人的铁路）等作用。后面还要说到游击战还包括"根据地的建设"等多个方面。

为此，这里打算提一提笔者在 2011 年出版和 2015 年修订的第二版《消灭与改造并举——院士抗癌新视点》这本高级科普读物，书中列举了一些"消灭"以外的办法（见该书第二版第 17 页），这些办法概括为"改造"的办法，也许这些改造的办法也可以属于"游击战"性质（图 11 - 1）。消灭肿瘤的办法，如同"死刑"，是直接杀灭肿瘤的办法，是立竿见影的；而改造的办法，如同"徒刑"，是间接控制或削弱肿瘤，包括让肿瘤改邪归正，是需要时日的。

如果从对付犯罪的角度，可以击毙罪犯（消灭）；还可以从改造罪犯，改善社会环境，以及强化政府职能等方面入手。同理，从现代科学的角度，"改造"也许可以分为改造残癌、改造微环境以及改造机体这三个方面。

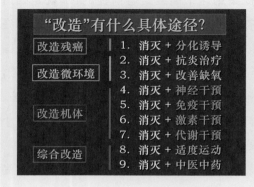

图中列出四大类共 9 种可选用的属于"改造"的"游击战"形式，需要医生和病人紧密合作，主动出击，让残癌"改邪归正"，改善肿瘤微环境，增强机体抵抗力，进而实现长期生存。

图 11－1　控癌战中可供选用的"游击战"形式

（1）**改造残癌**：最主要的是设法使残癌"改邪归正"，用医学的术语来说就是"分化诱导治疗"，通常细胞分化越好（越接近正常细胞），癌的恶性程度越低。

（2）**改造癌所处的微环境**：好比改善社会治安环境，这样改造好的罪犯回到社会就不容易重新犯罪。21 世纪以来的科学发现，癌所处的"微环境"，主要是炎症免疫微环境，可以明显影响癌细胞的恶性程度（生物学特性）；此外，缺氧的微环境也很重要，同样可以影响癌细胞的恶性程度。这好比战乱使物资奇缺，容易导致哄抢等乱局。而炎症和缺氧又可互为因果、狼狈为奸。

（3）**改造机体**：这就是中医所说的"扶正祛邪"，是更具有"治本"性质的措施。身体抵抗力强了，癌细胞就难以为所欲为。

我们近年的实验研究表明，已有越来越多"改造"的办法可供选用，如同游击战有地道战、地雷战、麻雀战、铁道游击战、利用青纱帐等方式。图 11－1 只是列述了一些主要框架。

12. "游击战"战法之一：让残癌"改邪归正"

在大规模消灭肿瘤后（如根治性手术后，正规放疗后，对敏感癌症的系统化疗后,对小肿瘤行局部消融术后,等等),如何对付少量的残癌或可能存在于循环系统中的肿瘤细胞(CTC),是一个能否最终取得完全治愈的关键问题。因为即使是根治性治疗后,癌复发转移的问题仍远未解决。过去的方针是穷追猛打,斩尽杀绝。例如乳腺癌手术切除肿瘤后,再用放化疗来巩固疗效。诚然,通过穷追猛打,继续用消灭肿瘤疗法,应能进一步消灭残癌。但如果残癌已很少,消灭肿瘤疗法尽管可使残癌进一步减少,而机体可能会因此受到更大的损害。这如同用手榴弹在瓷器店里去消灭很少的几个老鼠,老鼠固然被消灭,但瓷器损失太大。

笔者曾在大查房时遇到过结直肠癌手术后肝转移的病人,几乎每位病人笔者都会问:"您手术后用过什么治疗吗?"病人几乎都不约而同地回答说术后每月一次6个疗程的化疗都用足了。然而这些病人通常半年到一年后便出现肝转移。笔者和其他医生说,至少说明对这些病人而言,术后化疗是无效的。

那么对待残癌还有什么办法呢?

残敌可被劝降,残癌也可能"改邪归正"

解放战争中,尤其是经过辽沈、平津和淮海三大战役后,力量对比由"敌强我弱"变为"我强敌弱",这时对于残敌,不少可以通过劝降或起义来解决,而无须继续追杀。孙子说"不战而屈人之兵,善之善者也",不通过战争而解决问题,双方死伤少,破坏也小。联想到控癌,所有消灭肿瘤的疗法(手术、放化疗、局部治疗、分子靶向治疗),都难以百分之百地消灭肿瘤,而未被消灭的残癌,尽管为数极少,一旦时机成熟,便会死灰复燃,夺取病人生命。过去的实践提示,对付这剩下的1%,甚至只有1‰的残癌,继续用消灭的办法,例如手术后再用放化疗,并不能完全解决问题。那么,要想让残癌"改邪归正",还有什么办法呢?

近年已出现一些"诱降"残敌的办法,例如砒霜(三氧化二砷),对这种剧毒剂的认识也是一分为二的,因为它对某一类型白血病有效。而其作用并非直接杀灭白血病细胞,而是使它"改邪归正"。我们的实验研究也证明砒霜可使肝癌细胞改邪归正,从而延长动物的生存期。动物生存期延长,血液循环中癌细胞由 1.2% 减少到 0.6%，以及术后复发率由 91.7% 减少到 41.7% 相关。其机制是：砒霜通过抑制 GLI1 这个分子，可以诱导肝癌干细胞分化（图 12-1）。现在知道，癌转移主要和为数不多的肿瘤干细胞（cancer stem cell）有关，肿瘤干细胞就好比敌营的司令部。干细胞分化越好，转移能力就越低。

三氧化二砷 抑制GLI1表达
诱导肝癌干细胞分化 延长术后生存期

Arsenic trioxide induces differentiation of CD133+ hepatocellular carcinoma cells and prolongs posthepatectomy survival by targeting *GLI1* expression in a mouse model

Ke-Zhi Zhang[1,2], Qiang-Bo Zhang[1,2], Quan-Bao Zhang[1], Hui-Chuan Sun[1], Jian-Yang Ao[1], Zong-Tao Chai[1], Xiao-Dong Zhu[1], Lu Lu[1], Yuan-Yuan Zhang[1], Yang Bu[1], Ling-Qun Kong[1] and Zhao-You Tang[1]

Hep3B细胞株动物实验

术后复发率：91.7% 降至 41.7%
生存期延长：89.5天 延至 104天
循环癌细胞：1.2% 降至 0.6%

Zhang KZ et al. J Hematol Oncol 2014

动物实验证实，三氧化二砷（砒霜）可以诱导肿瘤干细胞正常分化，降低残留癌细胞的转移复发能力，促使残癌"改邪归正"，延长生存期。

图 12-1 砒霜诱导肝癌干细胞分化延长动物生存期

治疗某一类型白血病有效的全反式维 A 酸也有类似作用。2013 年《肝脏病杂志》（*J Hepatology*）有一篇文章说，全反式维 A 酸通过诱导肝癌初始细胞分化，可以增效顺铂（一种化疗药物）。记得多年前，当文献报道全反式维 A 酸可以治疗一种类型白血病，而且笔者学校搞生化的教授也在体外实验证明有用。然而我们的动物实验却始终未能证明它有抑制实验性肿瘤的作用。现在看来，问题出在过去认为只有肿瘤被杀灭才算有效，而没有注意到"改邪归正"后的肿瘤虽然活着，但已不再侵犯人体。这好比采用"死刑"的标准来判断"徒刑"的效果，明明罪犯已基本改造好，但因为人没有死，就认为是"无效"一样。

无论是砒霜还是全反式维 A 酸，医学上称为"分化诱导治疗"。这就好比用"策反"处于劣势之残敌，代替"斩尽杀绝"。2013 年《科学》（*Science*）杂志就有两篇报道，分别使用 IDH1 和 IDH2（IDH：异柠檬酸脱氢酶）变异体的抑制剂，可促进神经胶质瘤和白血病细胞的分化（图 1-6）。如前所说，分化越好,恶性程度越低。分化诱导治疗因为不是直接杀灭肿瘤的疗法,为此可属于"游击战"性质。残癌之可能"改邪归正",是因为癌细胞是由正常细胞变来的,这不同于外敌入侵,不同于细菌和病毒导致的疾病。

对付强大之敌,"策反"不易

分化诱导治疗能否有效应用,还要看一些客观条件。这好比要策反强大之敌并不容易。在抗日战争末期日本投降之际,国民党与共产党力量悬殊,根本谈不上"劝降"。在解放战争中,在辽沈、淮海和平津三大战役取胜之前,也很难谈"劝降"。当年北平的和平解放,是在解放军将赢得辽沈战役大捷的大军挥师南下,消灭了敌人大量外围有生力量,又解放了天津,截断了敌人外逃的出路,这才使北平的和平解放得以实现。换言之,北平的和平解放,也是在局部造成"我强敌弱"态势的基础上达成的。然而即使"我强敌弱",敌人也未必接受"劝降",例如淮海战役中,在大军压境的形势下,虽然毛泽东曾写过《敦促杜聿明等投降书》,然而敌方认为自己手中还有兵力,拒不投降,负隅顽抗,结果在我军强大攻势下,全军覆没,杜聿明被俘。

为此,让肿瘤"改邪归正"要看时机。对于已成气候的大肿瘤,要单纯通过"分化诱导"的办法取胜,是难之又难的。这时可选用的办法,首先还是看是否有条件打"阵地战"(如大肝癌的手术切除),没有条件则看能否打"运动战"(如针对大肝癌的经导管动脉内化疗栓塞术——介入疗法),而不能寄希望于单纯打游击战(如分化诱导治疗等)而取胜。过去筛选抗癌药物,主要是看在动物实验中能否抑制肿瘤,使肿瘤缩小。以这样的标准来衡量"分化诱导治疗剂"是否有效,结果都是阴性的。因为实验找错了对象,用错了衡量标准。所以上面说的,"全反式维 A 酸通过诱导肝癌初始细胞分化,可以增效顺铂",说的是在肿瘤较大的情况下,"分化诱导剂"只是起辅助化疗的作用,而不是独立起作用。换言之,在肿瘤较大的态势下,单纯用"改造"的办法还不行,需要"消灭与改造并举"。

正如《孙子兵法》中所说:"百战百胜,非善之善者也;不战而屈人之兵,善之善者也。"让残癌改邪归正(分化诱导),而不是斩尽杀绝,就带有这个意思。而达此目的,需要更多思考如何"用间"。这是一个过去虽有研究,但尚少突破的领域。由于不是直接消灭敌人，为此评价指标、观察的终点（end point），也应有别于对消灭肿瘤疗法的评价。这一段，我们论述了对付"残癌"的办法，这好比对付少量罪犯的办法，也可以选用"改造"的办法。由于不是直接"消灭"的办法，所以放在游击战范畴中去论述。下面打算说一下如何用"改造"社会环境（人体内环境）的办法来间接减少犯罪（控癌）。

13. "游击战"战法之二：改造癌所处的"微环境"

上一节说过，对付敌人，特别是对付残敌，除继续追杀外，还可劝降残敌。毛泽东还说，游击战还可以发挥"箝制敌人、妨碍敌人运输"等作用。这样来思考对付癌症的游击战方式，视野就更大一些，思路就更广一些。

癌所处的"微环境"也应能被改造

上面说过，残癌可能"改邪归正"，这如同罪犯已得到改造。但如果社会治安环境恶劣，已改造好的罪犯也可能重新犯罪。为此，改善社会治安环境，也是减少犯罪的一条重要途径。那么改造癌所处的"微环境"有什么办法呢？

首先要搞清楚肿瘤的微环境包括那些方面。2013年《自然》（*Nature*）有一篇文章题目是《肿瘤微环境的异质性影响疗效》，文章说癌能否转移，既取决于癌细胞的遗传变异（基因的改变），还取决于它所处的环境是否适合：因为癌是一个完整的器官，这包括癌细胞、细胞外基质、肿瘤血管、免疫细胞等（图13-1）。

这好比一个罪犯，他能否成功作案，既取决于罪犯本身（如作案意念和作案手段的强弱），也受到其环境的影响，包括作案区邻居素质（警惕性等）、建筑的防盗水准、当地物资供应是否充足（是否容易引起哄抢和动乱）、道路交通情况（作案后是否容易逃脱以及警力能否迅速到达等）、门卫和当地警力的强弱等。这样看来，改善社会治安环境也是一个多方面的系统工程。例如包括提高人民的教育水平、人文素养（例如当前提倡的道德情操等价值

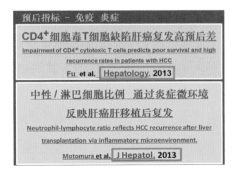

这篇文章指明了肿瘤微环境的具体所指,医生和病人应当紧密合作,可提高临床疗效,降低复发率。

图 13-1　不同的肿瘤微环境导致不同的预后

观)以及防盗意识,安排足够的物资供应,保证道路通畅,加强小区门卫和管理,强化政府的治安措施,等等。

　　改造癌所处的"微环境"也同样如此。现在已知影响肿瘤转移潜能的微环境主要是免疫、炎症和缺氧微环境。如图 13-2 所示,免疫细胞(CD4⁺细胞毒 T 细胞)缺陷者,肝癌病人的预后差;甚至认为通过简单的观察"中性/淋巴细胞比例",就可预测肝癌做肝移植后的复发风险,因为这个血常规的指标可以简单反映炎症微环境的状况。请注意,问题不是出在癌细胞,而是出在微环境中的免疫、炎症相关细胞。既然炎症免疫和癌的转移有如此密切的关系,以致顶尖杂志出现了诸如《中和促癌的慢性炎症:是否治癌魔弹?》[《科学》(*Science*),2013];以及《炎症照亮癌转移之路》[《自然》(*Nature*),2014]这样的题目(图 13-3)。

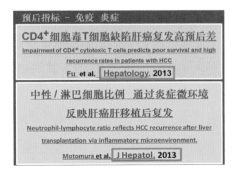

图 13-2　免疫与炎症指标可预测癌症病人预后

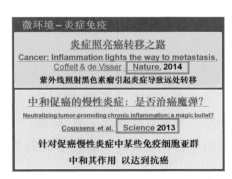

图 13-3　控制炎症有助控癌转移

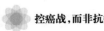

早在 2011 年的《新英格兰医学杂志》(*New Engl J Med*) 就有一篇文章详细论述了炎症和缺氧可以"互为因果"并"狼狈为奸"。而肿瘤的发展过程和治疗过程就可不断出现炎症与缺氧。大家可以想象，物资短缺就可能引起哄抢。肿瘤发展太快，氧供应不上，就可使癌细胞互相争夺，使癌细胞转移潜能增强。这也是为什么在"原位癌"(早期很小的癌灶) 阶段，癌细胞通常不转移，而肿瘤增大后便逐步变成侵袭性癌而转移到其他器官。各种以消灭肿瘤为目标的治疗，也同样可以引起炎症和缺氧，而导致残癌更凶恶。早在 2010 年，《细胞》(*Cell*) 就有一篇题为《抗炎剂的现在与未来》的文章，认为像阿司匹林、他汀类 (如降脂药) 药物等抗炎剂都有潜在辅助治疗癌症的作用，因为这类药物可以改善炎症微环境而间接控制肿瘤。

抗炎症可能有助改善"微环境"来控癌

当我们和美国国家癌症研究所合作，发现癌周肝 (不是癌细胞) 的 17 个免疫炎症相关基因 (不是癌转移相关基因) 可以预测肝癌转移[《癌细胞》(*Cancer Cell*)，2006]，我们便启动了一项"杀癌促残癌转移及其干预"的研究。这项研究的目的并不是去否定当前治癌的主要疗法——杀癌疗法，而是在肯定这些疗法的基础上，一分为二地寻找这些疗法的负面问题，并提出对策，以便进一步提高这些疗法的疗效。

大家知道，索拉菲尼 (多吉美) 是治疗晚期肝癌的最新分子靶向治疗剂。然而早在 2010 年，我们的实验研究便发现，索拉菲尼虽然可以使肿瘤缩小，但却促进了肿瘤相关巨噬细胞 (炎症) 和新的血管生成；而使用一种骨质疏松治疗剂唑来膦酸，可以有助清除这种巨噬细胞，从而提高索拉菲尼的疗效[《临床癌症研究》(*Clin Cancer Res*)，2010]。不久我们又发现，索拉菲尼虽可使患了肝癌的裸鼠生存期延长，却促进未被消灭肿瘤的播散。这个负面问题是通过下调 (抑制) 一个称为 HTATIP2 的分子，而促进残癌的转移。这项发现刊登在影响因子很高的《胃肠病学》(*Gastroenterology*，2012)上。

发现问题不是我们开展研究的最终目标，我们的目标是解决问题。于是又进行另外一个实验,结果发现,用于预防心血管疾病的阿司匹林(抗炎剂),可以上调 HTATIP2 这个分子,从而增强索拉菲尼的疗效(图 13‑4 中红框所示肿瘤是各组肿瘤中最小的)。请大家注意,阿司匹林本身并没有直接抑制肿瘤的作用(图 13‑4 中蓝框所示肿瘤的大小和对照组一样),为此阿司匹林只能属于"游击战"性质,只能作为消灭肿瘤以后的辅助治疗。然而有和没有这种辅助治疗,结果就不一样。这就是说,患了癌症,单纯服用阿司匹林是不行的,只有在基本消灭肿瘤后,服用阿司匹林才有辅助作用,这好比游击战是不能完全代替阵地战一样。

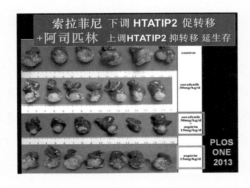

索拉菲尼虽抑制肿瘤,但促进转移,合用阿司匹林有助抵消其促转移作用而提高疗效。

图 13‑4 阿司匹林(蓝框)没有直接抑制肿瘤作用

最新的文献也支持阿司匹林的辅助控癌作用,如 2015 年的《CA‑临床医生的癌症杂志》(*CA Cancer J Clin*)的一篇文章说,阿司匹林有助降低高复发风险前列腺癌死亡率(图 13‑5)。

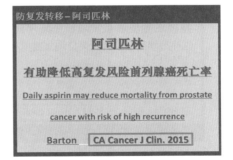

图 13‑5 阿司匹林有助降低前列腺癌死亡率

抗缺氧也许有助改善"微环境"来控癌

任何事物都是一分为二的。癌细胞需要血液供应包括氧气供应才能存活;而另一方面,缺氧又可使癌细胞更加凶恶。肿瘤由小变大，随着癌细胞的快速增长，一旦血液（包括供氧）供应跟不上，在这种情况下，癌细胞便出现哄抢现象，恶性潜能增强。

同样，在进行以消灭肿瘤为目标的治疗时，可以直接或间接（如通过炎症）造成局部的缺血缺氧，这种缺氧同样可增强残癌的转移潜能。这好比战乱使这个地区粮食奇缺，一些罪犯就通过行凶抢劫来夺取粮食。我们的实验发现，姑息性手术切除，由于缺氧导致残癌转移潜能增强，而丹参酮 IIA，一种活血类中药——丹参的重要成分，通过血管内皮正常化，改善缺氧而提高姑息性切除的疗效。这好比虽有道路，但由于战乱使道路堵塞，使运粮车不能通过，而丹参酮 IIA 有助清理堵塞的道路而恢复通畅。很多有活血作用的药物，如肝素、波立维（硫酸氢氯吡格雷片）、华法林，以及一些活血化瘀中药等都有这类作用，也许其机制之一就是改善缺氧。

如果读者有兴趣，笔者还可再举一个最新的例子，说明改善缺氧的作用。2015 年《癌细胞》（*Cancer Cell*）中有一篇文章（图 13－6）说，用异搏定（维拉帕米，Verapamil，有扩张周围动脉的作用）等促进正常血管生成可增效化疗，用这个办法可使肿瘤细胞对小剂量化疗药物健择（吉西他滨，Gemcitabine）增加吸收和代谢，从而减慢肿瘤的生长。

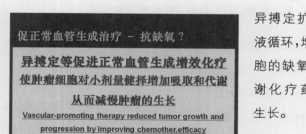

异搏定扩张周围动脉，促进血液循环，增加氧供，改善肿瘤细胞的缺氧状况，促进其吸收代谢化疗药物，从而减慢肿瘤生长。

图 13－6　促正常血管生成增效化疗

总之，针对改善癌症"微环境"的治疗，尤其是炎症、免疫和缺氧相关的"微环境"，是控癌战系统工程中很重要的一环，是控癌战最终取胜不可或缺的。这就好比只惩处罪犯,而不改善和整治社会环境,就难以从根本上解决犯罪问题。强化免疫,好比提高治安水平,增强人民的防范意识。抗炎治疗,就好比及时、有力处理各种纠纷和骚乱,防微杜渐。改善缺氧,就好比改善物资供应、整治交通等,就能避免哄抢等行为的发生。

14. "游击战"战法之三: 强化机体抗病能力

笔者从事癌症临床和科研工作近半个世纪,深感对付癌症最重要的、最靠得住的还是病人自身的抵抗力。抵抗力中免疫力是人所共知的,内分泌的作用在一些癌症(如前列腺癌、乳腺癌等)治疗和康复中已得到认可,代谢的重要性近年已获得大幅度提升,而精神状态对影响抵抗力的作用则常被忽视。这需要我们重温毛泽东在《抗日游击战争的战略问题》一文中所说的"建立根据地的必要性和重要性,是随着战争的长期性和残酷性而来的"这句话。用于对付癌症,换言之,强化机体抗病能力的重要性,是随着癌症的长期性和残酷性而来的。

"游击战"需建立根据地,提示控癌战中增强机体健康的重要性(例11)

毛泽东说"没有根据地,游击战争是不能够长期地生存和发展的",而建立根据地的条件是建立武装部队和发动群众,此外还有地理和经济条件。笔者以为,在控癌战中实行游击战也同样需要"建立根据地",因为癌症不是急性病,而是慢性病,需要长期的斗争。您要用游击战去不断削弱肿瘤,就需要有一定的身体条件和环境去支撑,例如有一定的休息条件(心态和睡眠)、合适的营养供给(清淡饮食)、必要的体力训练(适度活动)、正确的生活方式(戒烟酒)和战斗训练(增强免疫)等。

笔者在几十年的癌症临床中经常看到,同样的病情,同样的化疗,而不同的病人疗效迥异。经常活动,食欲和睡眠较好的病人,副作用少而疗效

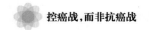

好；而卧床不起，寐差纳呆者，副作用多而疗效差。

在控癌战"建立根据地"中，需要十分重视精神的力量。那些能够在战略上藐视、在战术上重视的病人，常有出乎意料的结果。

20世纪70年代笔者遇到一位肝癌已有两肺转移的病人（例11），因无法手术，出院医嘱是隔天静脉注射5-氟尿嘧啶250毫克，再就是配合服用"消积软坚"的中药复方，方中有党参、当归、三棱、莪术、白术、半枝莲、地鳖虫和鳖甲等。笔者也清楚这样的医嘱只是安慰性的，预期不会有疗效。

然而出乎意料，半年后病人红光满面地站在笔者的面前。笔者叫病人去做肺部X线透视，更使笔者惊异的是肺部竟没有看到转移病灶。笔者不禁诧异地问："您用了什么特别的治疗吗？"病人回答说："就是您开的中药和化疗。"笔者又问："化疗用了多久？"病人说："半年一直没有停过。"笔者又感到不解，因为尽管隔天静脉注射250毫克5-氟尿嘧啶是个小剂量，但连续半年静脉注射总剂量就不小了，通常难以耐受。再问病人是怎么渡过的，病人说他每天骑车到郊外，来回共约3小时。又问他睡眠如何，他说倒到床上便睡着。又问他胃口如何，他说不单胃口好，每星期还要吃一只鸡。最后笔者又问他："人家都说吃鸡会'发'，您不怕吗？"他说加了百部（一种治疗咳嗽的中药，有消炎作用），应该不会"发"。

如果总结一下，他的肝癌肺转移之所以消失，可能是因为通过半年静脉注射小剂量5-氟尿嘧啶（游击战）不断发起小的攻击，积小胜为大胜的结果。而他所以能耐受长达半年的化疗是因为有了很好的"根据地建设"，即没有对癌症忧心忡忡，而是适度锻炼（骑车），使胃口大开，睡眠良好，加上晒太阳等可能增强了免疫功能。营养充足则可能是能够耐受半年化疗的主因。而有消炎作用的百部又可能改善了癌所处的"微环境"。中药"消积软坚方"也可能起一些作用，现已证明从莪术中提取的榄香烯有抗癌作用。总之，通过长达半年的"游击战和根据地建设"，在这位病人身上有了"转败为胜"的结果。

民间也经常传，某某病人患癌症，医院已认为无法治疗，结果出去旅游，一年后肿瘤居然消失。诚然，这种没有太大根据的"个案"不足为凭，然而必然常寓于偶然中。

这里就回到如何"改造机体"这个题目。现代科学已发现一系列与改造机体有关的线索,择其要者,主要是四个方面,即:神经系统干预、免疫系统干预、内分泌系统干预和代谢干预。

精神真的能够变物质吗

过去常说,精神可以变物质,精神真的可以变物质吗? 有没有科学根据? 我们就以这个话题来讨论一下神经系统在对付癌症中的作用。

神经系统和癌症的联系是通过神经递质和神经纤维实现的,癌的信息经体液和神经通路传至大脑,大脑根据具体情况,通过神经-内分泌-免疫系统,对癌的生长做出调控[《柳叶刀-肿瘤学》(*Lancet Oncol*),2010]。肿瘤细胞表面存在着多种神经递质受体,神经递质通过受体后信号通路,可调控肿瘤细胞的增殖、血管生成和侵袭转移。神经系统还可通过调节免疫细胞的分化、增殖、活化,影响抗肿瘤免疫。前文中已经说过,2013 年的一篇文章(图 5-1)说"心理社会因素可以调控癌细胞基因组演变""交感神经系统(如应激过劳)促癌转移"。

前面说过,癌的发生、发展离不开细胞基因组的改变,正常细胞经过多年的演变才逐步变成癌细胞。过去只注意细胞基因组的改变主要与环境中物理(如放射线与白血病)、化学(如黄曲霉毒素与肝癌、亚硝胺与食管癌)和生物(如乳头状瘤病毒与宫颈癌)有关的致癌物所引起,而较少关注神经精神方面的因素。

但在现实生活中,却不乏这方面的实例,如"文化大革命"后,一些人因长期受精神刺激而出现癌症,现在看来有了一些科学根据。2010 年《癌症研究》(*Cancer Research*)有一篇文章说:应激可以使乳腺癌转移潜能增加 30 倍,因为交感神经系统兴奋,可能打开一个癌转移的开关;而另一篇文章说:长期用 β 阻断剂的乳腺癌病人,癌转移较少,死亡率也较低,因为这类心血管疾病常用药物有肾上腺能受体阻滞作用,抑制交感神经系统。为此,文献认为,针对交感神经系统的治疗可能有助控制癌症(图 14-1)。而不少中医中药有调控交感神经系统的作用,不是也值得去探索一下吗?

| 精神刺激促癌生长
使肾上腺素/皮质醇/VEGF等升高
Regulation of pancreatic cancer by neuropsychological stress responses: a novel target for intervention
Schuller et al. Carcinogenesis. 2012 |
| 应激 - 激活神经内分泌
导致乳腺癌转移至淋巴结和肺 - 30倍的增长
针对交感神经系统的治疗可能有助益
The sympathetic nervous system induces a metastatic switch in primary breast cancer
Sloan et al. Cancer Res. 2010 |
| β阻断剂可抑制乳腺癌的进展
Targeted therapies: Using β-blockers to inhibit breast cancer progression
Powe & Entschladen. Nat Rev Clin Oncol. 2011 |

持续的精神情绪应激，导致神经内分泌紊乱，促进癌的生长和转移。β 阻断剂类药物抑制交感神经系统，使身心平和，可减缓癌的进展。

图 14 - 1　神经系统干预的一些有关文献

"提高机体免疫能力以控癌"又重新得到重视(例 12)

现代医学中,通过提高机体免疫状态以控制癌症已有百余年历史,较早的尝试是 Coley 毒素。20 世纪八九十年代,笔者单位和美国天普大学(Temple University)的阿瓦(Havas)教授合作研究的混合菌苗(MBV),即由科莱(Coley)毒素发展而来。在 48 例接受综合治疗(肝动脉结扎＋肝动脉内顺铂化疗灌注＋放射治疗)病人中,合用与不合用混合菌苗病人的 3 年生存率分别为 41％和 20％(图 14－2)。为什么有这么大的区别呢? 是因为合

《混合菌苗辅助治疗肝癌的初步结果》: 在 48 例接受综合治疗(肝动脉结扎＋肝动脉内顺铂化疗灌注＋放射治疗)病人中,合用与不合用混合菌苗病人的 3 年生存率分别为 41%和 20%。

图 14 - 2　尝试混合菌苗是综合治疗中有助益的免疫疗法

用混合菌苗者有 40％获得肿瘤缩小后切除,而未合用混合菌苗者只有 17％
获得肿瘤缩小后切除。

根据当年的观察,顺铂化疗可以抑制免疫功能,放射治疗对免疫的抑制
更明显,而合用混合菌苗可明显减轻放化疗对免疫的抑制作用。尽管后来
出现过一系列免疫治疗剂,包括后来概括为生物应答调节剂(BRM),但由于
观察到一些免疫治疗既有抑癌作用,也有促癌作用(图 14-3),所以便停止
应用。

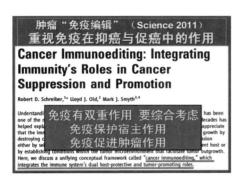

图 14-3　免疫治疗既可抑癌也可促癌

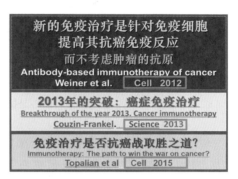

图 14-4　近年免疫治疗的进展

直到近年因发现可以绕过肿瘤特异抗原这一难题,而通过直接刺激免
疫细胞增强其抗癌能力的办法,免疫干预才重新受到重视,这项进展曾被评
为 2013 年科技突破的首项,甚至有人提出"免疫治疗是否抗癌战取胜之道"
(图 14-4),其核心是强化自身抗病(免疫)能力去对付肿瘤(图 14-5)。

有促进免疫作用的药物很多,包括最新的分子靶向治疗剂,如有报道伊
马替尼(Imatinib)的抗癌作用是通过免疫刺激[《自然-医学》(*Nat Med*),
2011];长效重组人白介素-10 也可促进肿瘤免疫而提供治疗[《癌细胞》
(*Cancer Cell*),2011]。中医中药也有这方面的作用,后文"17. 中医药与中
西医结合在控癌持久战中的地位"也将提到一个含 5 味中药的小复方"松友
饮"可提高机体免疫功能。

由于免疫治疗不属于用外力直接杀灭肿瘤的疗法,也许可以属于孙子
兵法中的"不战而屈人之兵"范畴,所以放在"游击战"中。

鉴于免疫治疗的作用重新得到重视,这里打算再举免疫系统药物中的

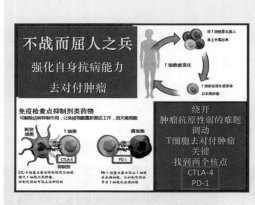

免疫细胞会产生抑制自身的蛋白小分子，肿瘤细胞利用这种机制，抑制免疫细胞，从人体免疫系统的打击中逃脱存活下来。针对CTLA-4和PD-1两个检查点的免疫检查点抑制剂类药物(checkpoint inhibitor drugs)，可解除这种抑制作用，让免疫细胞重新激活工作，消灭癌细胞。目前有2种途径：一是将免疫细胞从病人身体中提取出来，强化其免疫能力后再输入病人体内；另一种是用免疫检查点抑制剂类药物。

图 14-5　核心是提高免疫细胞的抗癌能力

一员——干扰素 α 治疗的一个案例(例12)。

1994年4月，笔者为一位中年男性病人周某某手术，肝癌在肝的右叶，直径2.5厘米，但位于第二肝门，靠近大血管，只能紧靠肿瘤包膜切除，肿瘤复发就难以排除。果然2年后在原先手术区域发现两个直径0.5厘米的复发病灶，由于再手术困难，只好采用经导管肝动脉化疗栓塞术，即向堵塞的血管注入碘油和化疗药物。后来又多次复发，多次做动脉内化疗栓塞术。由于手术中输血感染丙型肝炎(HCV)，1997年起给予干扰素α治疗，每周3次，每次300万单位肌肉注射；合并辨证论治后服用中药。

那时只知道干扰素α是治疗丙型肝炎的药物，不久我们通过人肝癌高转移裸鼠模型的实验研究发现，干扰素α也有减少肝癌切除后转移复发的作用，并首先发表在2000年的《肝脏病学》(*Hepatology*)上。接着我们又通过临床随机对照研究，证实干扰素α确有推迟肝癌术后转移复发的作用，并发表于2006年的《癌症研究和临床肿瘤学杂志》(*J Cancer Res Clin Oncol*)。后来的文献，包括荟萃分析，都证实干扰素α能延长肝癌病人根治性治疗后的生存期。然而我们注意到，在干扰素α应用一年半疗程结束后的一段时间，有的病人又出现肿瘤复发。而且再用干扰素α，效果就远不如前。

记得在我国发生"非典"期间,周姓病人问笔者,要不要停用干扰素α,笔者回答说不能停用,说不定还有助预防"非典"。直到 2015 年病人因心肌梗死去世,此时已是肝癌术后的 21 年,始终未见肝癌复发,提示干扰素α对这位病人在预防复发方面确实起了作用。

后来也有文献报道,长效干扰素α合并利巴韦林(治疗丙型肝炎药物)可减少丙型肝炎相关肝癌病人的术后复发。然而,世间还没有一种药物的疗效是百分百全覆盖的,同样干扰素α在预防肝癌复发方面,有的病人有用,有的病人没有用。不久前我们和美国合作,发现微小核糖核酸 26a(microRNA26a)表达低的肝癌病人用干扰素α的效果较好,预期不久将可找到更适合应用干扰素α治疗的对象。

内分泌干预对癌症治疗的重要性远超过去的认识

内分泌干预在一些癌症治疗中,如乳腺癌、前列腺癌,早已受到重视。然而由于这方面的干预常常不是立竿见影,所以把它提高到战略高度的不多。最近笔者看到《柳叶刀》(*Lancet*,2013)的一篇文章,认为用于雌激素受体阳性(ER＋)乳腺癌的三苯氧胺(他莫昔芬),连续用 10 年比用 5 年者,10 年后死亡率减半(图 14-6)。提示有些属于"游击战"性质的干预,需要长时间用药、长时间观察,才看得出效果。而现在不少病人、家属甚至医生,短期

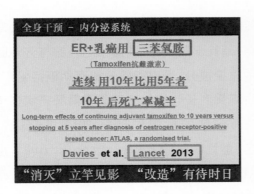

内分泌干预疗法属于"游击战"性质,需长时间用药才能有效果,病人、家属和医生要紧密合作,互相信任。

图 14-6 内分泌干预常需较长时间用药和观察

内看不出效果便轻易否定。

实际上内分泌系统与很多癌症都有关联，肝癌为什么男性比女性多，有专家指出和雌激素有关。近年还发现甲状腺激素受体可有力抑制癌的侵袭转移[《肝脏病学》(*Hepatology*)，2012]；而黄体酮可诱导乳腺癌干细胞扩增，从而和乳腺癌发生有关。所有这些都提示内分泌干预对癌症治疗的重要性远超过去的认识，内分泌干预仍大有可为。

癌症的代谢干预已成为热门话题

癌症的代谢干预是近年的热门话题。从代谢角度看，"癌症是代谢蜕变"[《自然》(*Nature*)，2013]；从分子生物学角度，抑癌基因 PTEN 水平升高可导致较正常代谢状态，有助细胞避免癌变(图 14 - 7)。

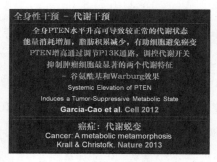

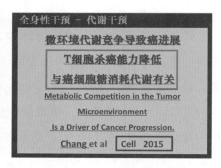

图 14 - 7　从代谢角度看，癌症是代谢　　　图 14 - 8　微环境代谢的促癌作用
　　　　　蜕变

近年一系列文献可以引起我们对代谢干预的重视。例如认为：ATP(三磷酸腺苷，是生命活动能量的来源)消耗促癌代谢；肿瘤细胞代谢与分解脂肪有关；脂肪细胞是肿瘤微环境的重要成分，研究脂肪代谢有助癌症治疗；认为肝癌增殖主要与糖代谢有关；观察到长效精氨酸可使晚期肝癌病情稳定(精氨酸是氨基酸中的一种，有一定的抑癌作用)。2013 年《自然》(*Nature*)的一篇文章题目是《癌症：酸性联系》(*Cancer: An acidic link*)，也提示代谢的重要。2015 年的文献已深入到微环境代谢的促癌作用，认为微环境代谢竞争导致癌的进展；认为癌症病人免疫功能的下降(T 细胞杀癌能力的降低)和癌细胞糖消耗代谢有关(图 14 - 8)。

总之,增强机体抗病能力,在持久控癌战中,是具有战略意义之举。《素问·生气通天论篇》中说"内外调和,邪不能害""阴平阳秘,精神乃治",《素问·刺法论篇》中又说"正气存内,邪不可干",均提示纠正内环境失衡、增强机体抗病能力的重要性。从现代医学的角度,内环境失衡主要就是神经、免疫、内分泌、代谢等方面,纠正这些方面的失衡,从而提高机体抗病能力,是带有"治本"性质的。它与消灭肿瘤相结合,将可能达到"标本兼顾"的目的,绝不能等闲视之。

15. "游击战"战法之四:改善生活方式

这一节实际上是上一节的继续,还是关于控癌战中"根据地建设"的问题。毛泽东说,游击战争的根据地是"游击战争赖以执行自己的战略任务,达到保存自己和发展自己、消灭和驱逐敌人之目的的战略基地","没有这种战略基地,一切战略任务的执行和战争目的的实现就失去了依托"。毛泽东又说:"一切游击战争的根据地,只有在建立了抗日的武装部队、战胜了敌人、发动了民众这三个基本条件逐渐地具备之后,才能真正地建立起来。"

在百余年与癌症斗争的过程中,人们想到的主要是如何通过外力去消灭癌症。最早是希望通过手术切除根治癌症;后来发现放射线,增加了放射治疗这一法宝;20世纪40年代的药物化疗,至今仍为癌症临床的重要疗法;癌症的早诊早治使消灭肿瘤疗法的疗效进一步提高;因早期诊断的进步,促进了微创观念和肿瘤局部治疗的问世,在消灭肿瘤的同时减轻了对机体的损害;分子生物学的研究促使分子靶向治疗的出现并描绘了"精准医学"的前景。然而所有这一切,都是寄希望于"外源",而较少关注"内源",特别是如何调动病人的主观能动性,忽视了人体有巨大的抗病潜力。这就好比在建立根据地时单纯依靠上级给予的条件设施,而不进行自力更生的根据地自身的建设和训练,是难以成功的。

笔者在2011年出版了《消灭与改造并举——院士抗癌新视点》这部高级

科普读物，在"改造机体，治本之道"一章中有这样一个题目："游泳和买菜能否作为'处方'"（图 15 - 1），那时是作为问题提出的，现在可以告诉大家，"游泳和买菜可以作为处方"，因为有了科学依据。

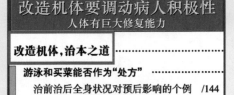

这是《消灭与改造并举——院士抗癌新视点》一书"目录"的第五部分。

图 15 - 1　游泳和买菜可以作为"处方"

在笔者近半个世纪的肿瘤临床实践中，发现有疗效的外源性药物和制剂，很多都不能停用。而有效药物大多都有副作用，妨碍了长期应用。一旦停用，癌症又死灰复燃，再用效果就差一些，几个回合下来，常常还是以病人死亡而告终。最新的分子靶向治疗也不例外（图 15 - 2）。我们是最早发现干扰素 α 对肝癌术后有一定预防转移复发作用而用于临床的。然而在临床

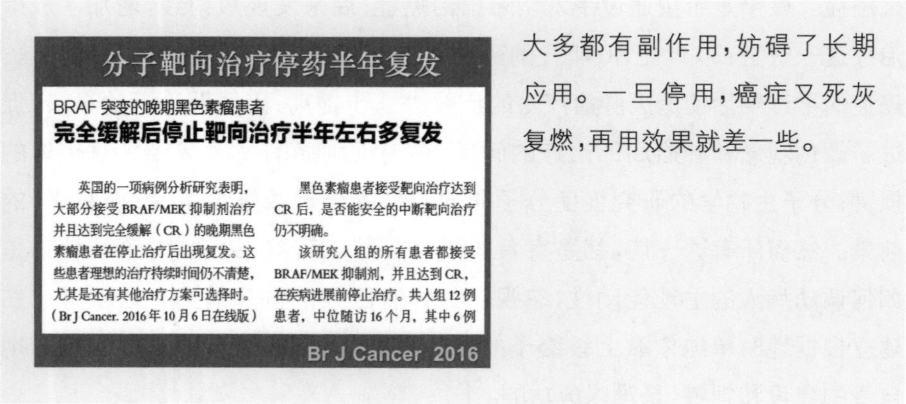

大多都有副作用，妨碍了长期应用。一旦停用，癌症又死灰复燃，再用效果就差一些。

图 15 - 2　分子靶向治疗停药半年复发

随机对照研究中观察到,一年半的疗程结束后停药,一些病人又出现癌症反跳。如果停药后再用,效果就差得多。为此不得不要求病人长期应用,甚至终身应用。理论上基因治疗应该可能达到长期表达的目标,然而种种复杂的原因使这种疗法迟迟难以问世。这就好比完全靠借钱过日子,这种被动的局面永远也不会终结。

那么有没有办法让病人产身内源性的对抗肿瘤的东西呢?这一节打算探讨一下通过病人主动改善生活方式来控制或协同控制癌症。

如果将在控癌战中改善生活方式比喻为在战争中改善经济工作,那就要注意毛泽东所说的"以为革命战争的环境不应该进行经济建设的意见,是极端错误的"。因为只有开展经济建设,才能使战争得到相当的物质基础。同理,只有改善生活方式,才能使控癌战得到一定的保证。

改善生活方式有助防癌

生活方式有诸多方面,如吸烟与否,各种饮食习惯(如荤素偏胜,精粗选择,偏食烧烤和腌制品,等等),生活作息(如早起与开夜车),工作情况(如劳逸调控),运动有无和强度高低,精神状态(紧张与放松,乐观与悲观,积极与消极),等等。图 15-3 是多年前的幻灯片,但至今仍基本适用。其实,这些方面很多都已人所共知,这里只打算通过一个案例简单论述。

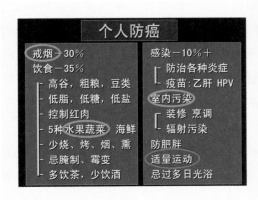

图中标出个人防癌的方方面面,戒烟、饮食、感染三个方面就占了 75% 的比例。

图 15-3 个人防癌的若干方面

30多年前，笔者和一位同事体检时均发现胆囊结石。那位同事10年后因胆囊结石导致炎症，并发展成胆囊癌。尽管手术探查，然而因胆囊癌已转移到肝脏而未作切除，一年半后去世，至今已整整20年。那时，同科室的同事中，凡有胆囊结石的都去手术切除胆囊，唯独笔者没有手术。

图15-4的右上方，是笔者2015年体检时胆囊结石的超声波检查图，和30多年前比较只略为大一点，但炎症不显著，也没有癌变。记得当年也有人劝笔者去手术，笔者也确有过思想斗争，但最终为什么没有去将胆囊切除呢？既然胆囊手术是一个安全性很高的手术，那为什么有思想斗争呢？

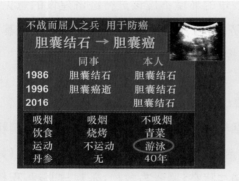

图中两相对比，可以看出改善生活方式对维护健康的重要性！

图15-4　预防胆囊结石癌变的个案

那是"文化大革命"期间，一位医院的副院长，因良性胆囊疾病请了医院最好的外科医生做手术，没想到却因引流不畅导致一系列并发症而死亡。笔者之所以印象深刻，是因为当年笔者还是血管外科医生，记得那是一个周日，被叫到手术室帮忙处理其中一个并发症——深静脉栓塞。这就好比不上街绝对不会遇到车祸，而上街虽然遇到车祸的概率很小，但也无法绝对排除。直到今天，作为外科医生，笔者还是主张对于手术（开刀），要"可开可不开的，尽量不要开"。

当然笔者也进行了详细的分析，正如图15-4所示，笔者与该同事在生活方式方面有诸多不同，主要是：吸烟与不吸烟；饮食上喜吃烧烤与青菜；不运动与运动；不服用与服用丹参片。诚然，笔者也知道癌的发生还与其他诸多因素有关，例如遗传因素，笔者的祖、父辈均无癌症史。

当然个案不足为据,然而"必然常寓于偶然中"。笔者以为生活方式是癌变的重要影响因素,至少是协同导致癌变。例如吸烟,不仅和肺癌有关,还与多种癌症有关。记得当年每次到这位同事的办公室,都是烟雾腾腾。不幸的是,这位同事的夫人也在同年因恶性肿瘤去世,被动吸烟难辞其咎。至于饮食,看似个人爱好,也和癌症关系密切。那位同事喜欢吃烧烤,而笔者则每餐必有青菜。笔者每次查房,都常要看家属给病人带来什么菜,结果多是"红白色"的荤菜,而很少见带蔬菜来的,于是就说"下次带点绿色的来"。

笔者的家族有脑梗史,为预防起见,笔者长期服用丹参片已 40 年。正如前面说过,我们的实验研究发现,丹参片的重要成分丹参酮 IIA 有使血管内皮正常化的功能,可改善缺氧状况,有助降低癌的恶性程度。

关于游泳的作用,下面还要专门讲。

总之,生活方式与癌症的密切关系已有越来越多的科学证据,"改善生活方式"完全可以作为控癌战中游击战战法的一种。

"两动两通,保持身心的动与静"有助防癌

不少媒体来采访笔者,常常提出这样的问题:"您 87 岁高龄,但头发乌黑,走路不逊于年轻人,有什么秘诀吗?"笔者回答说,也许就是"两动两通,保持身心的动与静"(图 15 - 5)这句话吧,其实笔者此前对此也并没有深思熟虑过。

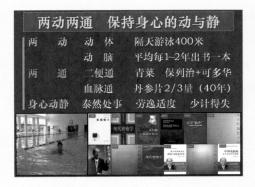

两动两通,身心动静两平衡,是防癌之道,是长寿养生之道!

图 15 - 5 这个"养生之道"有助防癌

"两动"是指动脑、动脚。

所谓"动脑"，笔者在 70 岁以后，平均每 1～2 年出版一本书，希望通过动脑，不要太早出现"老年痴呆"。随着临床一线工作的减少，逐步减少专业书的写作，而增加医学"软件"（软实力）方面的著作。2011 年出版的《现代肿瘤学》第三版是笔者最后一本主编的专业著作。同年，笔者出版了《消灭与改造并举——院士抗癌新视点》，获得了 2012 年度上海市科技进步三等奖，其第二版被评为"2015 年全国优秀科普作品"。2014 年又出版了《中国式抗癌——孙子兵法中的智慧》，这本高级科普书又有幸获得"2015 年上海市优秀科普图书一等奖"。这些奖项多少提示这些作品都不算粗制滥造，是动了脑子的。

笔者记得为了初步读懂只有 5 千多字的《孙子兵法》，就花了 3 个月的时间。随着年龄增长，笔者也穿插出版一些非医学专业书。例如结合笔者在世界各地开会之余拍的一些照片，2008 年、2011 年和 2013 年分别出版了《汤钊猷摄影小品》《汤钊猷摄影随想》和《汤钊猷三代影选》。笔者感到编辑、整理、加工这些照片本身就是一种艺术的享受，有助在繁忙的工作中获得一时的放松。加上出版后送给友人，友人也有些反馈。

例如，关于《中国式抗癌》：

吴咸中院士（天津医科大学）说："孙子兵法与现代医学及传统中医学相结合，古为今用，洋为中用，是空前的创新。"

王正国院士（陆军军医大学）说："用孙子兵法的军事和哲学思想指导抗癌，并有实例证明，启发极大。"

王克明教授（山东大学）说："此书对促进抗癌领域的创新，用东方哲学的智慧来指导是极为重要的，望译成英文出版。"

对于《汤钊猷摄影随想》：

一位校友院士说："此心血佳作，充满思想活力、艺术美感、人文地理知识、家庭天伦之乐；阅之为其感动，观之为其叫绝。"

一位同乡院士说："《摄影随想》收到，本当即投书致谢，岂料手不惜卷，拜读忘餐。书中'小序''注释'和照片一样优美，让我细细品味，感悟人生。"

笔者深知这大多是过誉之词，但这些鼓励话语，也使人精神舒畅。前面说过，精神可以变物质，心理社会因素可调控癌细胞的基因组演变。因此，说不定好心情可以减少正常细胞的癌变。

所谓"动脚"，是指从 60 岁开始，因为住所迁至原上海跳水池(现上海交响乐团音乐厅)旁，和我爱人一起，学会在深水游泳，坚持每天游 500 米。在60～70 岁还参加了冬泳。说也奇怪，历来怕冷的笔者，倒也敢于在严冬之际，跳下只有 2～4 ℃的冷水中游上 50 米。不久跳水池关门，我们便每天 5 点起床，5 点半坐 3 站电车，再走 1 站路，改到上海交通大学的游泳池冬泳。6 点下水，7 点便回到家吃早饭，8 点到学校上班。

给笔者印象深刻的是，冬泳队伍中，很少听到生癌的。只有一位因老伴去世而不停吸烟的老干部，后来得了肺癌，但他仍坚持冬泳，8 年后，在接近90 岁高龄时才去世。

笔者 80 岁后改为隔天游 500 米，85 岁后减少到隔天游 400 米，但从未中断。

笔者自幼体弱，加上年轻时常有心律不齐而误为心脏病，长期不运动，到 60 岁才开始少量游泳。游泳还真的帮了忙。写到这里，笔者不禁叹息，在任校长时比笔者年轻的两位同僚先后离世。可见，适度运动正是中老年知识分子最缺少的。

所谓"两通"，是指"二便通"和"血脉通"。

大小便通畅似属生活小事，实则对防癌也有关联，至少大便通畅与否和结直肠癌的发生有关。随着年龄增长，男性几乎都会出现前列腺肥大导致的症状，这些症状很影响心情。笔者很少跟旅游团出去旅游，前列腺肥大就是重要原因。只有一次跟老年旅游团，事前知道每小时都会安排一次停车去"方便"，不然精神紧张，又不敢喝水。为了保持"二便通"，笔者午饭和晚饭时都要有一小碗青菜，还经常吃些维生素 B_1。对于前列腺肥大，笔者服用非那雄胺(保列治，可使前列腺缩小)和甲磺酸多沙唑嗪缓释片(可多华，可使排尿通畅)这两个药已十几年，从不间断。对于"血脉通"，上面已经说过，我服用丹参片(不是复方丹参)已 40 年。看来丹参片不仅可能有助减少脑梗

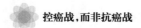

和心梗，对于防癌，说不定也有好处，因为它有助改善缺氧。

所谓"保持身心的动与静"是指动静交替，劳逸适度。人的身体不动不行，过度运动也不行；同样脑子不动不行，用脑过度也不行。这就是为什么在图15-5中笔者会写上"泰然处事，劳逸适度，少计得失"。

上面说了一大堆，似乎不是"控癌的持久战"中的关键，然而却是必不可少的基础。您可以想象，如果游击队长期处于吃不好、睡不好、精神高度紧张的状态中，战斗力是难以提高的。

游泳也可作为"处方"(例13)

游泳是否可以作为癌症根治性治疗后预防复发转移的"处方"呢？至今，笔者确实知道有十几位病人在接受癌症根治术后，保持适度游泳或合并干扰素 α 治疗而得到长期生存的。最明显的是 2001 年 11 月的一位何姓中年男病人(例13)。

该病人手术切除直径 4 厘米肿瘤，病理检查证实是肝癌，而且有淋巴结转移，门静脉里又见到癌栓(癌细胞已侵犯到血管，表示随时都可经过血液转移到别处)，于是用了当年最好的化疗药物——卡培他滨(希罗达)，但 1 年不到便复发，再作手术切除。2004 年又复发，作射频消融治疗。这位病人在 5 年内 4 次复发，4 次治疗。

到 2005 年 10 月份时，该病人来找笔者，验血中甲胎蛋白(AFP)还有 175 微克/升，而正常值应该是 20 微克/升，表明还存有癌细胞。

既然已用过化疗、再切除、射频消融，笔者和病人说，不如换一个思路，用一点干扰素 α。因为我们在 2000 年便已在国际上最早发现治疗病毒性肝炎的干扰素 α，有助减少肝癌术后的复发。建议病人每周肌内注射 3 次，每次 300 万单位。笔者又问病人会不会游泳，他说会，笔者就建议可以适度游泳，不要过分便是。当然，对治疗效果，笔者也未抱很大的希望。

2008 年 10 月(3 年后)来复查，甲胎蛋白只有 3.4 微克/升，表明已没有残癌；HBV-DNA(乙型肝炎病毒指标)阴性，表明乙型肝炎也已得到控制；磁共振成像(MRI)检查也没有发现癌灶。

2013 年的国庆节，忽然接到病人的电话说希望到笔者家来，笔者通常不在家接待病人,他说不是来看病,而是来上海旅游顺便看看笔者,并说他坚持了游泳。笔者一听他说坚持游泳,便想看看病人到底如何,见面时没有想到年过六十的病人红光满面,精神很好。笔者问他是什么情况时,他说每天游泳 1 千米,而干扰素 α 每周只用 2 次(原先建议他每周用 3 次),当时的问题已不是癌症,而是有家族史的轻度血糖升高。

笔者还是那句话"个案不足为据",然而游泳到底有没有防癌作用,倒引起笔者越来越大的兴趣。

游泳有助控癌的实验证据

笔者指导一位博士研究生开始探索这个多数人都不以为然的问题,因为当前的热点仍然是分子生物学,是分子靶向治疗。他的思路是研究游泳的"度"对肿瘤的影响及可能的内在机制。显然游泳可能提高机体免疫功能已有诸多线索,但神经系统是否也参与则研究较少。

首先是游泳的"度"如何界定。于是笔者的博士研究生先做预实验,因为做实验的对象是小鼠,就让小鼠在 28～30 ℃ 的温水中游泳。第 1 周作适应性训练,每天游 5 分钟。第二周观察游泳不同时间的表现。一般小鼠游泳 8 分钟后大多开始在水面漂浮休息,为达到运动训练时间,给予木棍划水驱使,保持游泳状态。小鼠游 16 分钟已表现非常疲劳,游 32 分钟就再也游不动。

于是便将接种肿瘤的小鼠分成 4 组:不游泳组(对照组,control 组)、游 8 分钟组(swim 8 min/d)、游 16 分钟组(swim 16 min/d)和游 32 分钟组(swim 32 min/d)。实验结果发现,和对照组相比,游 8 分钟组(swim 8 min/d)肿瘤最小,而游 16 分钟(swim 16 min/d)和由 32 分钟组(swim 32 min/d),肿瘤都比对照组大(图 15 - 6)。如果观察生存时间,对照组生存 60 天,游 8 分钟组生存 69 天,游 16 分钟组生存 56.5 天,游 32 分钟组只生存 52 天。这样说来,游 8 分钟对小鼠而言应该属于"适度游泳",而游 16 分钟和 32 分钟者属"过度游泳"。

记得笔者最初参加冬泳时,以为游得越多越好,结果经常咳嗽。后来老冬泳者告诉笔者,要掌握"度",他们说,最冷时只游 50 米。笔者按照这个原

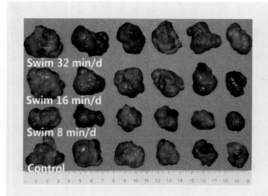

游 8 分钟组肿瘤最小，可佐证适度游泳有助控癌，过度游泳适得其反！

图 15－6　适度游泳抑癌，过度游泳促癌

则调整后便不再出现咳嗽。当然不同人的体质各异，难以绝对划分。

接下来大家可能要问，为什么适度游泳有这样的效果？

前面说过，心理社会因素可影响肿瘤发生和发展：应激可促进肿瘤生长和转移。在慢性应激下，体内多巴胺(dopamine, DA)水平会下降，如果外源性给予多巴胺，就可以阻断应激所促进的肿瘤生长。多巴胺除了参与运动、情绪、认知、成瘾、心血管活动等功能外，还发现具有抗肿瘤作用，包括抑制肿瘤增殖，抑制血管生成，增强 T 细胞免疫等。

有研究报道，游泳运动通过改变代谢和免疫，抑制大鼠、小鼠肝癌的生长。运动是否会通过升高多巴胺水平而抑制癌的生长与转移，并具有对抗慢性应激促进肿瘤进展的作用，则未见报道。于是笔者的博士生便研究不同游泳的"度"对多巴胺的影响，结果如图 15－7 所示，适度游泳组(MS)血清多巴胺水平最高，比对照组(Control)高，而过度游泳组[游泳 16 分钟(OS)和游泳 32 分钟(ES)]血清多巴胺水平比对照组要低。确实，如果病人能够下水游泳，

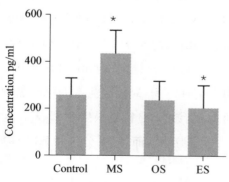

图 15－7　适度游泳组(MS)血清多巴胺水平最高

心理上就不会感到是病人，而是正常人。

"买菜也能作为处方"不是笑话

上文中说，游泳也可作为癌症根治性治疗后预防复发转移的处方，因为已有一些实验根据和临床案例。图15-1还提及"买菜可以作为处方"，的确也有临床案例。

一些做完肝癌根治术后的病人问笔者："汤医生，您看我术后还要用什么药吗？"笔者常回答说："您的肝癌很小，切除很彻底，病理报告也没有看到血管里有癌细胞，我以为什么也不需要。如果您会游泳，我建议您隔天游一会泳，不要太累便是。"病人又问游多长时间最好，笔者回答说："这要因人而异，如过去常游还是不太常游、身体状况如何等，反正要循序渐进，不要勉强，游泳后吃得好、睡得香就可以。如果游泳过度，就会不想吃饭，夜间也会翻来覆去睡不好。"大多数人往往认为游的时间越长越好，结果过度适得其反。

多数病人也会说："汤医生，我不会游泳哦。"笔者会说："您不会游泳，也可以每天自己或和家人一起去买菜，一来一回，挑挑拣拣，一个小时左右，又有收获，比起一个人傻乎乎走一个小时要好。"

笔者这样回答，其实还是有一些根据的。

早在2011年，笔者就看到影响因子很高的《临床肿瘤学杂志》（*J Clin Oncol*）有一篇文章说："每周3小时以上适度运动，包括骑车、打网球、慢跑、游泳，可延长前列腺癌诊断后生存期。"

再如图15-8参考消息2014年9月1日第七版的报道："步行可让癌症患者死亡风险减半。"文章说："每天1英里（约1.61千米），癌症死亡风险减半。"又说："按照每小时3英

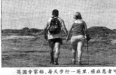

步行可让癌症患者死亡风险减半

【英国《每日邮报》网站8月28日报道】题：每天一英里，癌症死亡风险减半

专家说，癌症患者可减少最高一半的死亡风险，方法是每天步行一英里（约合1.6公里）。

一项研究显示，体育锻炼是一剂"灵丹妙药"，乳腺癌和前列腺癌的患者可通过锻炼降低最高40%的死亡风险，而对肠癌患者，步行可使死亡风险减半。

兰·德韦恩说："我们不能再继续无视这个非常简单且显而易见的解决方法。今天的研究显露了一个非常简明的事实：这就是活命，体育锻炼可以活命。体育锻炼是一剂灵丹妙药，医疗保健专业人员必须把体育锻炼（如步行）作为癌症康复的常规药方开具给病人。"

51岁的桑德拉·塞斯住在米德尔索赛克斯，经过几年的黑色素瘤治疗后2011年加入了当地的"漫步有益健康"组织。她说："我患癌好几年了，最糟的时候走50米都走不了。当我加入'漫步有益健康'组织后，他们给了我迈出重要的第一步的动力，使我重返体育锻炼的乐趣。从那以后，我开始觉得更快乐，也不那么累。"

英国慈善机构麦克米伦癌症援助组织即时副主管及健身专家协会管理的"步行行动"漫步有益健康"所做的研究发现，体育锻炼也可以减少癌症治疗过程中的某些不良副作用，如手臂肿胀、焦虑、抑郁、疲劳、行动不便和体重变化。

该慈善机构估计，在英国癌症患者中，80%的人的活动量达不到建议的水平。麦克米伦癌症援助组织首席执行官说：目前还不清楚锻炼为何会有帮助，但锻炼的效果不是简单地控制体重，虽然控制体重能减少体脂产生的促癌激素。

最新的看法认为，锻炼可分解癌激素，产"好"的代谢物，降低最恶性癌的风险。

按照移小时3英里的中等速度，每天一英里，也就是每天步行20分钟。

图15-8 参考消息2014年的报道

里(约 4.83 千米)的中等速度,每天一英里(约 1.61 千米),也就是每天要步行 20 分钟。"但是步行为什么能够降低癌症患者死亡风险,并没有说明。

到了 2016 年,笔者终于看到有关运动抑癌机制的报道,那是《细胞-代谢》(*Cell Metab*)的一篇文章,参考消息 2016 年 2 月 20 日也报道了这篇文章(图 15-9)。文章说,锻炼可促进免疫系统对癌症发起攻击,防止新肿瘤增大,并减慢现有肿瘤的增长速度;这是人类第一次展示自然杀伤细胞(NK 细胞是一种免疫细胞)能直接参与攻击肿瘤。然而,肿瘤并没有因为锻炼而缩小,肿瘤仅仅增长得慢一些。

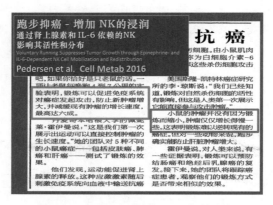

图 15-9 《细胞-代谢》2016 年的论文

笔者想,读者多不是搞医的,没有必要说太多深奥的机制。然而有一点还得说,就是现在颇为风行的一种免疫疗法,就是将病人的一些免疫细胞取出来,在体外进行一些处理,然后再回输到病人身上。这好比派出一些部队到外国去接受培训,然后回国参加战斗。如果自己能够培训这些部队,是否就更好呢?"跑步抑癌"这篇报道,实际上就是通过跑步来训练自己体内的免疫细胞,提高它们攻击肿瘤的能力。

笔者相信,肿瘤基本消灭后,适度运动(包括走路、买菜等,是病人自己就能做到的提高自身控癌能力的办法)有可能控制少量的残癌,使之不能"再次捣乱"。不过还要强调一点,患了癌症,光靠适度运动是不够的,还需要首先设法消灭肿瘤的大部分,然后通过提高自身控癌能力来控制少量的残癌。这也就是笔者主张的"消灭与改造并举"的方针。

到这里，我们可以看到"改变生活方式"，尤其是适度运动，是病人自己就能做到的、最靠得住的办法。正如游击队的根据地建设要自己动手、丰衣足食，实在是大有可为的。如果我们能够在控癌战的战略上，由主要依靠"外源"，转变为"外源与内源相结合"，说不定局面会有很大改观。哪一天如果癌症康复院所加建游泳池，相信其业绩会更好。

16. "游击战"可能取胜的几个要点

前文说过，控癌战中"游击战"大有可为。不过笔者还是要强调，要取胜，还得依靠正确的战略战术。毛泽东说要"主动"寻找战机，而不是被动等待战机；毛泽东又说"游击战争的基本方针必须是进攻的"，尽管在敌强我弱的态势下，也要"力戒消极防御"；游击战要力求"速战速决"；游击战要"集中大力，打敌小部"，等等。

至于怎样才能通过游击战达到保存自己、消灭敌人的目的，毛泽东说了六个方面：

主动地、灵活地、有计划地执行防御战中的进攻战，持久战中的速决战和内线作战中的外线作战；

和正规战相配合；

建立根据地；

战略防御与战略进攻；

向运动战发展；

正确的指挥关系。

如果从控癌持久战的角度，这六个方面大体上就是：

主动、灵活地、有计划地应用各种游击战性质的办法去消灭和削弱肿瘤；

和手术、放化疗、局部治疗等有机结合；

增强机体的抗癌能力；

处理好"打得赢就打，打不赢就走"；

使游击战性质的办法变成具有更大杀伤力的运动战去消灭肿瘤；

协调好医生、病人和家属，进行统一决策。

笔者原以为游击战只是小打小闹，没有想到如果提高到战略的角度，竟有如此复杂的框架，说明是大有学问的。当年"小米加步枪"战胜了武装到牙齿的日本侵略军，游击战是起了战略作用的。当前的控癌战比起当年的抗日战争实际上情况已好得多，我们已不是只有"小米加步枪"，而是已经有了"飞机和大炮"（手术、放疗、化疗、最新的分子靶向治疗等）。这样看来，研究一下游击战在控癌战中的应用，应该不会是"纸上谈兵"，而可能是战胜癌症的又一条途径。下面打算结合上述几个方面，讲讲游击战在控癌战中可能的运用，当然不打算硬套，也不可能硬套。

"游击战"如何做到主动、灵活和有计划

越来越多的资料表明，大规模消灭肿瘤的疗法，"一榔头"是很难百分之百消灭肿瘤的，即使像根治性手术，也无法排除尚有"循环中癌细胞(circulating tumor cell, CTC)"的问题。这就可以解析为什么有的癌症病人手术切除很彻底，但不久又出现癌转移复发。为此，在进行大规模消灭肿瘤的疗法后，主动、灵活和有计划采取小打小闹控制残余肿瘤的措施是应该列入医生和病人的议事日程的。因为这些看似不显眼的措施，可能达到逐步、缓慢地消灭残余肿瘤的效果，或通过提高机体抗癌能力而逐步削弱肿瘤的力量。笔者以为，关键是"主动"，就是千方百计利用一切可利用的机会去直接或间接消灭或控制残余的肿瘤。至于具体用什么方法，那就需要机动灵活、因人制宜。例如抗日游击战中有著名的"地道战、地雷战、麻雀战、铁道游击战、青纱帐作战"等。

现在临床上遇到的问题往往是：癌症病人手术后、放疗后或化疗后，病人和家属都注重回家还可用什么药，医生的医嘱也主要是回家的用药。但很少"主动""灵活"和"有计划"地安排出院后的康复，尤其是忽视了病人能够主动做到的。家属对病人往往照顾入微，饭来张口，天天鸽子汤、鱼汤，补品不断，连洗脸都递上毛巾。亲友来探望都说"好好休息"，卧床为主。很少

人会说康复最好清茶淡饭,适当走动,更不要说劝病人适度游泳或买菜。笔者以为有些病人还可半天上班,或做些适度的工作。这比整天卧床、看电视、看着天花板要好。

总之,在病人机体尚有回旋余地的情况下,"游击战"具有战略意义,有时甚或可能转败为胜,而关键在于主动、灵活和有计划。

"游击战"如何与正规战相配合(例 14)

毛泽东说:"游击战争和正规战争的配合有三种:战略的、战役的和战斗的。"例如,游击战在敌人后方可以起到削弱敌人、箝制敌人、妨碍敌人运输等作用;毛泽东还认为:"游击战争在战略上的伟大的配合作用,是不容忽视的。"在控癌战中,"和正规战相配合",相当于配合根治性手术、根治性放疗或根治性化疗,笔者以为这是游击战的一个重点。

这里可以举个例子(例 14)。

笔者老伴在 2006 年(78 岁)得了 HER2 阳性的乳腺癌(可能与较长时间居住在甲醛明显超标的装修房不无关联),而且已有腋下淋巴结转移。她及时做了乳房根治术,即切除乳房和清扫了该侧腋下淋巴结,这应该属于"正规战"。但根据统计,这种类型乳腺癌治疗后复发转移的概率很高。当年针对 HER2 阳性乳腺癌的分子靶向治疗剂曲妥珠单抗(赫赛汀,Herceptin)问世不久,便立即用上。可惜副作用太大,出现口腔溃烂、严重头痛等,最后因心脏毒性只用了半个疗程便被迫停用,后来出现的心房颤动还导致两次脑梗。当年老伴认为年龄已大,不接受医生建议的化疗药物卡培他滨(希罗达)。

这样术后就基本上没有什么特别的抗癌治疗。因为老伴也是医生,她认为癌细胞不喜欢氧气,于是术后便经常吸氧;她认为癌细胞喜欢酸性环境,她便经常服用些碳酸氢钠;她是西医学习中医,不时也开点中药调理;她认为适度运动也许有好处,术后很快便恢复适度游泳(楼下便是小区的游泳池),等等。没有想到,至 2016 年仍未见癌的复发。

当然个案难以为据,然而必然常寓于偶然中。笔者以为术后 10 年未见复发,根治性手术(正规战)是基础,分子靶向治疗虽然只用了半个疗程,说不定也起了作用。然而也不能完全排除这些小打小闹的措施(游击战)的作用，尤其是适度游泳，至少使病人在精神上感到自己不是病人，加上适度游泳后食欲增加，睡眠改善，有利身心健康。说到游泳，前面已经说过，笔者确看到有十几位肝癌病人，术后坚持适度游泳，随访7～8年甚至十几年而未见复发者。前面也说过，笔者一位博士生的实验研究发现，长了人肝癌的裸鼠，适度游泳的生存期比不游泳的要长，主要是因为适度游泳可使一种称为"多巴胺"的神经递质升高，多巴胺本身有抑制肿瘤的作用，而且还可提高免疫功能而间接抑癌。

"游击战"如何向运动战发展

毛泽东当年说："战争是长期而且残酷，游击战只有向运动战发展才能适应这样的战争。"用于控癌战，笔者以为"游击战"虽然意义重大，但毕竟只能少量控制、改造肿瘤。为此，要尽一切可能使"游击战"能够控制或改造更多的肿瘤，那就要向"运动战"发展。

还是接着前面所说的"通过使肿瘤慢慢缩小，然后加以切除"的话题。尽管当年我们用了肝动脉插管化疗灌注，但其作用缓慢而小。因为肿瘤也在不断长大，这好比竞赛，就看谁跑得快。我们发现，只用肝动脉结扎加插管化疗，只有少数那样的病人可以达到预期目标，即达到"缩小后二期切除"。

为了提高缩小后切除的比例，我们在20世纪80年代起，启动了一个新的研究项目"肝癌导向治疗"，就是用对肿瘤有一定靶向作用(亲和力)的抗体(相当于导弹)，带上可消灭肿瘤的弹头，那时用的是放射性核素碘-131(好比核弹)。在肝动脉结扎合并插管的基础上，再加上这种"肝癌导向治疗"。换言之，动脉内灌注的不是化疗药物，而代之以肝癌导向治疗剂。结果肿瘤便较快、较好地达到缩小的目的，获得二期切除的比例也大大增多，因为"肝癌导向治疗"对肿瘤的杀伤力比肝动脉化疗灌注要大得多，这就好比游击战发展为运动战。然而"肝癌导向治疗"仍达不到正规战的目的，因为虽然肿瘤一时明显缩小，但半年后又明显增大，说明这种新疗法也只是属于运动战性质。最后解决战斗的仍然是"二期切除"，即正规战。总之，癌症在敌强我弱的态势下,通过"游击战"削弱和箝制肿瘤,再合并"运动战"消灭肿瘤,达到最终通过"正规战"战胜癌症的目的。

归纳起来,我们在 20 世纪八九十年代的实验与临床研究显示,"游击战"要向"运动战"发展,有两条途径:一是多种"游击战"形式的综合与序贯应用;二是新的、更有力的"游击战"形式的研究。前者好比"肝动脉结扎 + 肝动脉插管小剂量化疗灌注 + 小剂量放射治疗",因为这三种治疗的单独应用都无法彻底消灭肿瘤,然而我们发现,如果三种治疗合并应用得法,可以获得"1 + 1 + 1>3"的结果,三联综合治疗常比二联综合治疗要好(图 16 - 1)。综合治疗中,如果含有消灭与改造两类不同的疗法(例如其中合并了免疫治疗),也可能好于单纯用消灭为主的综合治疗。

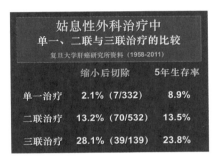

图 16 - 1 综合治疗使缩小后切除患者增多而延长生存

有战略意义的"游击战"要重视其持久性

从持久战的角度看,游击战有其战略意义。如果是有战略意义的游击战,就要重视其持久性。

例如前面说过,通过抗炎和抗缺氧就可能提高杀癌疗法的疗效。确实,这方面的报道已越来越多,例如长期服用有抗炎作用的阿司匹林,可降低高复发风险前列腺癌和结直肠癌的死亡率。提示这种"游击战"性质的战法可以通过改善癌所处的微环境而提高疗效。

然而改善微环境的战法也同样是一分为二的,也同样有其存在的问题。例如人们发现,如前所说的用抗巨噬细胞的办法治疗(例如唑来膦酸),通过抗炎作用,可减少癌转移风险,提高疗效;然而这种疗法一旦停用,癌可迅速反跳(图 16 - 2)。这就好比小区的治安,通过设立门卫和加强管理,使罪犯难以作案。而一旦撤掉门卫,放松管理,被压抑的罪犯就会重新犯罪。因此,设立门卫和加强管理要持之以恒。这就涉及能否长期雇佣门卫和物业管理,如果费用过高,居民就难以承受。同理,改善癌"微环境"的措施或药

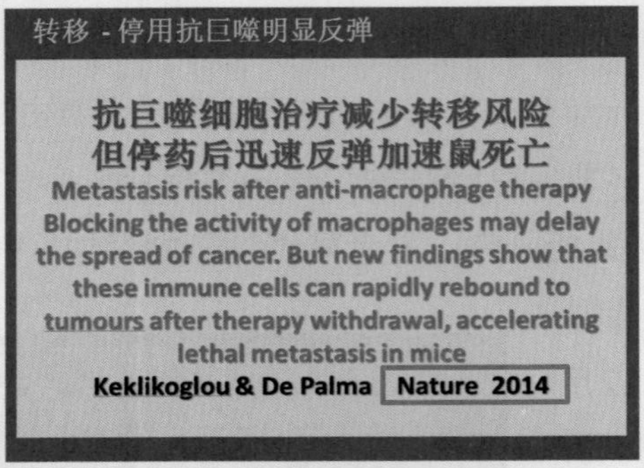

转移 - 停用抗巨噬明显反弹

抗巨噬细胞治疗减少转移风险
但停药后迅速反弹加速鼠死亡
Metastasis risk after anti-macrophage therapy
Blocking the activity of macrophages may delay
the spread of cancer. But new findings show that
these immune cells can rapidly rebound to
tumours after therapy withdrawal, accelerating
lethal metastasis in mice
Keklikoglou & De Palma Nature 2014

有疗效的外源性药物和制剂，很多都不能停用。而有效药物大多都有副作用，妨碍了长期应用。一旦停用，癌症又死灰复燃！

图 16-2 抗巨噬细胞治疗停药后癌迅速反跳

物，需要价廉、无毒、便于应用，才可能持久应用。

"游击战"中如何协调好医生、病人和家属的统一决策

这个话题实际上是康复治疗如何规划，或者是不能切除癌症如何治疗的问题。也许这两个话题分开论述更为实际。

根治性治疗后如何通过"游击战"巩固疗效？癌症病人经过手术根治性切除，或者放化疗的根治性治疗，或者行根治性局部治疗后，如何规划康复治疗。笔者近年每次大查房遇到因肿瘤复发或转移而再住院的病人，都要问"根治性治疗后用过什么辅助治疗"时，几乎所有病人都说基本没有任何治疗。这反映当前无论医生、病人或家属都以为"一榔头"就能解决问题，换言之，就是认为癌症只要通过一次获胜的阵地战就可解决问题。而实际情况是在所谓根治性治疗后最大的问题仍然是癌症的转移和复发。笔者曾无数次出示了小肝癌切除后 40 年来 5 年生存率没有明显提高的统计图（图 16-3），之所以没有明显提高，主要是对根治后转移复发没有有效的干预措施。

那么医生、病人和家属需要协商的康复治疗的规划是什么呢？既然迄今为止还很少有公认的预防根治性治疗后癌转移复发的措施，医生自然不会在出院的医嘱里写上什么。剩下的就是病人和家属，通常总是家属处于

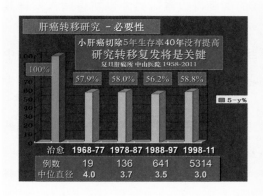

之所以没有明显提高，主要是对根治后转移复发没有有效的干预措施！

图 16‐3 小肝癌切除后 5 年生存率 40 年没有提高

主导地位，家属通常采取的方针是尽量照顾周全，这种心情可以理解，因为负有责任。可以想象，病人往往是整天卧床，饭来张口，不是鸽子汤便是鱼汤，补品不断，洗脸也都是先递上毛巾，连走路都是家属扶着。这种情况出院后 1～2 周尚看不出问题，但日子长了，卧床多了，肌肉萎缩，走路也感到吃力，越不走路就越不想走；天天食荤，补品一大把，胃口也越来越差；恢复缓慢，难免心情烦躁，恶性循环。

笔者以为，尽管迄今还少有公认的癌转移复发的预防措施，最靠得住的可能就是病人的抵抗力。病人抵抗力的恢复，主要靠精神乐观、适度运动、清茶淡饭、保证睡眠、胃口良好、二便通畅和适当调理。对于这些，医生、病人和家属三方面都有责任。

首先，医生要重视这些方面，而不能只管药物，医生的建议病人往往容易接受。笔者查房时就常常对病人说："床欺负人，不要老躺着。能走就不要老坐着，能坐就不要老躺着。"以前查房笔者经常看家属带什么饭菜给病人，结果看到的都是红色的（肉类），笔者就说："下次带点绿色的来。"医生对病人的鼓励是无价之宝。

其次，出院后，家属是接触病人最多的，一言一行都会影响病人的情绪。笔者以为，家属首先要鼓励病人，人是需要被鼓励的。另外就是要改变观念，过去常认为照顾周全是家属的责任，殊不知"照顾周全"也要一分为二来看。过分"照顾"会使病人感到"我的确病得很重",另外也妨碍病人发挥其主观能动性。

最后,应该是主角的病人,能否做到"战略上藐视和战术上重视"是重中之重。笔者以为,病人既要认真,又不要过分认真。例如少吃一次药,就不要耿耿于怀。

在20世纪60年代,病房中曾经有两位病情相仿的病人:一位过去在药房工作,知道很多新药的信息,所以药物不断,十分注意休息,很少走动,结果3个月便去世。另一位工人,只吃医生开的药,而且不时忘记吃药,有空帮忙打扫病房,不时走到医院门口,东看看西看看,结果将近3年才去世。

所以不要轻视这些小打小闹的东西。前文已说过,笔者在2011年出版的《消灭与改造并举——院士抗癌新视点》一书中提到"游泳和买菜能否作为处方",现在可以说,这应该成为医生的处方,因为已有实例,并有科学依据。会游泳的根据自己情况适度游泳,循序渐进,只要不过分,利多弊少,而且游泳不负重,不会感到太吃力,又能活动身体;而买菜,一来一回约一小时,既能走动,又可晒太阳,又有成果(做了一件事)。也许两者隔天兼行更好。

重温"游击战十六字诀"的深刻含义

作为本节的结束,笔者认为重温毛泽东的"游击战十六字诀"很有必要,因为"敌进我退,敌驻我扰,敌疲我打,敌退我追"这十六个字有着深刻的含义。

(1)它体现了"在战略上藐视敌人,在战术上重视敌人"的精神境界。明明知道是处于敌强我弱的态势,还是不断在想如何消灭敌人。有了这种精神境界,才能积极主动地去做应该做和可能做的事,才能克服各种艰难险阻和失败的挫折,去争取胜利。

(2)它体现了游击战中如何掌握主动权。也就是主动寻找战机,而不是被动等待战机。十六字诀四句话中的三句话(敌驻我扰,敌疲我打,敌退我追)都是主动寻找战机,而不是被动等待战机的体现。

(3)它体现了始终贯彻"游击战争的基本方针必须是进攻的",无时无刻不在考虑如何有效地消灭敌人。

（4）它体现了持久战中的速决战和内线作战中的外线作战,既要消灭敌人,又注重保存自己。

（5）它体现了"打得赢就打,打不赢就走"的灵活方针。而当前的控癌战,无论医生、病人和家属,都希望一下子就能把肿瘤消灭,而常常采取"敌进我进"的方针。笔者在20世纪六七十年代就曾经为一些肿瘤巨大的病人勉强进行手术切除,以为这是对病人负责,结果病人死亡更快。

（6）它体现了"弱者先让一步,后发制人"。为此,"敌进我退"是在敌强我弱的态势下的一种策略,而不是软弱的表现。

（7）它还隐含着"集中兵力,拣弱的打"以及"速战速决"的战术;隐含着首战必胜的原则,不打无把握之仗;等等。

（8）笔者以为对敌强我弱态势下的癌症病人,如何体会"即使在敌对我的大围剿中,也可变为我对敌的许多小围剿;将战略上处于强者的敌军,变为在战役上处于弱者",这正是毛泽东游击战给控癌战启迪的绝妙之处。

（9）十六字诀同时也强调了"知己知彼,百战不殆",强调孙子指出的摸清情况是取胜的前提。只有通过侦察和情报,知道"敌进""敌驻""敌疲"还是"敌退",才能决定我方的进退。

17. 中医药与中西医结合在控癌持久战中的地位

1954年6月,毛泽东谈到发展中医的问题指出:"对中医问题,不只是给几个人看好病的问题,而是文化遗产问题。要把中医提高到对全世界有贡献的问题。"(《毛泽东年谱(1949—1976)》,第二卷)

1958年10月,毛泽东在对卫生部党组"关于组织西医离职学习中医班总结报告"的批示中指出:"中国医药学是一个伟大的宝库,应当努力发掘,加以提高。"(《毛泽东文集》,第七卷)

照理这一节笔者是无权议论的,因为我没有系统学习过中医,对中医评头论足是不负责的。然而缺少了中医药又觉得不全面，尤其是作为中国的医生，对自己祖先几千年留下的宝库不闻不问也说不过去。

幸好笔者老伴是大学同窗，1954年上海第一医学院（现复旦大学上海医学院）本科毕业后，在1958—1961年曾参加西医离职学习中医班，并跟师过当年上海最有名的一些老中医，如黄文东、张耀卿、裘沛然、张伯臾等。在其后的半个多世纪中，耳闻目睹她用中西医结合的办法治好了一些西医未能治好的病例，留下深刻印象。笔者又在20世纪五六十年代接触过中医，也粗粗看过《黄帝内经》等古籍（图17－1），下面笔者就试着探讨一下。

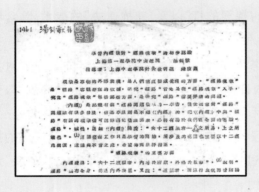

1961年笔者在陆瘦燕老先生指导下撰写的一篇有关"经络现象"的心得论文。

图 17－1　笔者曾学习《黄帝内经》的记录

笔者以为，中医药是中华文明精髓在医学上的体现，中医药在控癌战中的作用是全方位的，覆盖防癌与治癌两个方面。近年由于屠呦呦因青蒿素获诺贝尔奖，中药的重要性受到重视。但笔者以为，中医的理论体系可能是更为宝贵的东西，因为它是从千百年实践中提炼出来，并与我国古代哲学思维相结合，形成了有明显我国特色的系统的医学理念。对癌症防治而言，尤其从"持久战"的角度，中医药有其特殊意义，因为它更多是从治本的角度出发，起效虽慢，但更持久。然而笔者更认为，中西医结合互相取长补短，可能是我国癌症防治的长远方向。

笔者以为，中医药，特别是中西医结合，在控癌持久战中不可或缺。本节不可能全面论述，只是从一些个案和理论认识，提出个人不成熟的看法，抛砖引玉,供大家讨论。

中医药在"防癌"中的作用(例15)

《黄帝内经》早就强调:"圣人不治已病治未病,不治已乱治未乱。"这应该也包括癌症在内。在《素问·上古天真论篇》这一篇中,还形象地说出其道理:"病已成而后药之,乱已成而后治之,譬犹渴而穿井,斗而铸椎,不亦晚乎?"为此,控癌战也应首先重预防。

《黄帝内经》有一系列关于养生防病的论述,这些论述也同样适于防癌。例如《素问·上古天真论篇》有这样一段:"上古之人,其知道者,法于阴阳,和于术数,食饮有节,起居有常,不妄作劳,故能形与神俱,而尽终其天年,度百岁乃去。今时之人不然也,以酒为浆,以妄为常,醉以入房,以欲竭其精,以耗散其真。不知持满,不时御神,务快其心,逆于生乐,起居无节,故半百而衰也。"这些文字应不难懂,提示如果能顺应自然,生活规律,饮食有节,劳逸适度,不妄纵欲,就能长寿。这样就能如《素问·生气通天论篇》中所说:"内外调和,邪不能害。""阴平阳秘,精神乃治。"反之,如不重视正确的生活方式,纵欲过度,则折寿。在《素问·经脉别论篇》更明确指出"生病起于过用",如饮食过饱、工作过劳、运动过分、精神受创等,这些都可以致病。

大家可以看到,这些养生防病的论述,更多强调内因,强调维护机体正气的重要性,实际上是强调外因通过内因而起作用。这和西医在论述癌症病因和预防方面略有不同,西医较重外因,笔者也曾主编过三版《现代肿瘤学》,在癌症病因方面,也首先论述环境致癌因素,包括物理(如电离辐射、紫外线、电磁波等)、化学(如甲醛装修污染等烷化剂,亚硝胺之于食管癌,等等)和生物学(乙型和丙型肝炎病毒之于肝癌,人乳头瘤病毒之于宫颈癌等)等方面;然后才是免疫、内分泌、遗传等内因相关的方面。在生活方式方面,只是把吸烟纳入,而在精神因素方面很少论述。在宣传方面也重在空气污染、饮水污染和食品污染等。而中医则强调:"夫百病之始生也,皆生于风雨寒暑,阴阳喜怒,饮食居处,大惊卒恐。"(《灵枢·口问》)外因和内因均有,而"正气存内,邪不可干"(《素问·刺法论篇》),则更注重内因。所有这些,在设计癌症预防的战略方面,应有所启迪。

说到内因和外因的关系，这里打算再引用毛泽东的一段话。毛泽东在《矛盾论》中说："两军相争，一胜一败，所以胜败，皆决于内因。胜者或因其强，或因其指挥无误，败者或因其弱，或因其指挥失宜，外因通过内因而起作用。"

为了引起大家对中医药在防癌中的关注，笔者又要举一个"偶然"病例（例15）。

2016年初，一位印尼来的柯姓病人要看笔者的外宾门诊，笔者虽已是耄耋之年，因为是老病人，无法拒绝。这位病人自1997年起便因属乙肝病毒携带者，伴低浓度甲胎蛋白（AFP）阳性来诊，甲胎蛋白始终在40~60微克/升，从未降到正常值（正常小于20微克/升），除偶见肝病活动外，肝功能均基本在正常范围内，彩色超声见肝内有肝硬化结节，有小肝囊肿，但始终未见提示肝癌的"占位性病变"。从那时起便开始服用含5味中药的"松友饮"（黄芪、丹参、枸杞子、山楂、鳖甲）。由于笔者等在20世纪70年代曾较深入研究肝癌的早诊早治，对甲胎蛋白"低持阳"（低浓度持续阳性，不伴肝病活动证据者）十分警惕。因为绝大多数这样的病人最终均出现肝癌，时间多为1~2年。为此病人每年来随访1~2次。此次来诊，甲胎蛋白为62微克/升，彩色超声仍见肝硬化结节，但仍未见占位性病变。不伴有肝病活动的低浓度甲胎蛋白持续阳性。长达19年仍未发展成肝癌的，笔者真的没有遇到过。

那么问题来了，问题是"松友饮"是否有防癌作用？

根据近年笔者等实验研究发现，"松友饮"对长了人肝癌的裸小鼠至少有三个作用。一是可以使肝癌细胞变得没有那么恶性，换言之，有一点使癌细胞"改邪归正"的作用，医学术语是"下调了肝癌干细胞标记"。现在认为，癌之所以转移，主要是"肿瘤干细胞"，如果肿瘤干细胞标记下降，癌细胞的分化变得较好，癌的恶性程度也下降。二是"松友饮"改善了肝癌所处的"微环境"，包括减轻炎症，改善缺氧，而炎症和缺氧都可使癌细胞变得更为恶性。三是"松友饮"还有提高免疫功能的作用。

我们的这些发现也都曾在SCI收录的杂志发表。当然这也只能说是个案，不足为凭。但多年前记得日本也有过关于中药小复方防癌相关的报道。

中医药在"治癌"中的作用

就战争而言,如前所述,主要战法不外乎阵地战、运动战和游击战。阵地战取胜有重大战略意义,运动战取胜也有一定战略意义,这是大家所认同的。然而游击战在持久战的情况下,也同样有重大战略意义,这是毛泽东说的,也是我国在抗日战争中所证实的。

平心静气而论,在消灭肿瘤方面,无论是从"阵地战"(大规模消灭肿瘤)还是"运动战"(中小规模消灭肿瘤)的角度,中医中药的近期、局部疗效远不如西医的手术、放疗、化疗、局部治疗以及以消灭肿瘤为目标的分子靶向治疗。这也是为什么几十年来用西医的实验研究方法和评价标准,只从众多中药筛选出为数极少的有抗癌作用(明显消灭肿瘤作用)的中药单体(如榄香烯)。

笔者是搞肝癌早诊早治的,尽管笔者也重视中医,但是至少到目前为止,如果有一位患小肝癌的病人问笔者:"汤医生,您看我开刀好还是吃中药好?"笔者会毫不迟疑地说:"只要没有手术禁忌,还是手术切除为好。"因为一刀下去,就基本上将肿瘤的 99%,甚至 99.9% 切除(之所以不说 100%,是因为不能排除还有在循环系统中的癌细胞);而吃中药要使肿瘤消失,即使是小肝癌,也十分困难。

然而,中医中药在改造"残癌",改造"微环境"和改造"机体"方面确有其优势。不少病人经过中医药治疗后,肿瘤虽未完全被消灭,而病人却有如同常人的生活质量而带瘤生存。百余年来,西医采用以消灭肿瘤为主的抗癌战略,虽有很大进步但未获全胜。原因就是过去治疗的目标只针对肿瘤,只采用消灭肿瘤的办法,而较少关注改造肿瘤,较少关注肿瘤所处的微环境,更少关注全身。包括小肝癌手术切除在内,至今仍未解决术后肿瘤复发转移的问题。

西医直到 21 世纪初才开始重视肿瘤的微环境(主要是炎症免疫微环境),但相关的干预,也尚未进入诊疗规范;而涉及强化机体的措施,成为临床常规的极少。这如同解决犯罪问题,只注重消灭罪犯,而不注意改善社会环境,也不强化国家机器,犯罪问题是难以彻底解决的。同样,对待罪犯,只有"死刑"(消灭)一种手段而没有"徒刑"(改造),也是不够的。为此,中医和西医互补，当有助于更快达到控癌的目标。

在这本册子中，笔者举了一些个案，是为了给读者留下一些活生生的印象。诚然，当今强调循证医学，至少需要有严格的临床随机对照研究才可作为依据，最好还有荟萃分析（集多个临床随机对照研究的联合分析）的结果。但是中医治疗要这样做十分困难，尤其是因为中医强调辨证论治，不断变换的处方很难设计严格的随机对照研究。还是从"必然常寓于偶然中"的角度，提些个案供参考。

中西医思维互补，主张中西医结合

20 世纪 50 年代，毛泽东倡导中西医结合创立我国新医学派，并指出关键是西医学习中医。1954 年毛泽东关于中医工作的指示中有这样一段话："西医要跟中医学习，具备两套本领，以便中西医结合，有统一的中国新医学、新药学。"

过去百余年，西医对癌症进行干预的"靶区"主要是针对"肿瘤"，而且主要采用消灭肿瘤的战略。但从癌症研究的最新进展来看，对癌症进行干预的"靶区"大体上有三个，即肿瘤、微环境和机体。笔者之所以主张中西医结合，是因为西医和中医对这三个靶区干预的力度刚好可以互补。

西医对"肿瘤"靶区干预的力度明显大于中医，西医的消灭肿瘤疗法可以短时内消灭大量肿瘤，而中医则很难做到。西医认识到对"微环境"靶区的干预始于 21 世纪初，包括抗炎剂和改善缺氧等的应用，目前仍处于探索阶段，尚未成为临床常规；而中医用于治疗癌症的"清热解毒""活血化瘀"等中药，科学研究已证明带有抗炎和改善缺氧等作用，而且已在临床应用千百年，从而可以补充西医在这方面的不足。

对于第三个靶区"机体"的干预，西医虽在百余年前出现 Coley 毒素（后来的混合细菌疫苗，MBV）的免疫治疗，其后又有诸多生物应答调节剂（BRM）的出现，但因观察到免疫治疗既有抑癌也有促癌作用而进入低潮。直到最近因发现可以绕过肿瘤特异抗原这个难题，而采取直接提高免疫细胞的抗癌作用，使免疫治疗重新得到重视。但这些以抗体为基础的免疫治疗，基本上是属于被动免疫性质，包括输注经体外"训练"细胞疗法的过继免疫治疗,都有点像"借钱过日子"。尽管西医近年也开始关注癌症的其他全身性问题,如代谢干预已成热点,但也同样在探索中。而中医在千百年的实践中,已形成"扶正祛邪""正气存内,邪不可干"的理念,有一套防病养生的办法,也有诸多提高机体抗病能力的措施,如"补气补血""调节阴阳"等。

简言之,西医偏重"局部"而轻"全身",中医则偏重"全身"而轻"局部",为此,在干预癌症三个靶区上,中西医结合可以互补长短。

笔者以为,更为重要的是,中医和西医由于是在不同的历史背景下发展起来,其思维也可以互补。显微镜的发明,使现代西医快速发展起来,发展到细胞水平研究;电子显微镜的应用,使现代西医深入到亚细胞水平研究;具有划时代意义的脱氧核糖核酸(DNA)双螺旋的发现,又使西医进入分子水平研究。简单来说,几百年来西医的发展由宏观逐步深入到微观。而我国最早的中医典籍《黄帝内经》是在几千年实践的基础上发展起来的,而且受到 2 500 年前老子等大家的哲学思想影响,有着明显辩证思维的渊源,保持着整体、宏观的特色。笔者没有系统学过中医,只是亲眼目睹老伴中西结合治病的有效实践,粗粗地感到中西医在思维上可以互补。如图 17 - 2 所示,有若干方面可以互补,如:局部与整体相结合,微观与宏观相结合,攻癌与扶正相结合,辨病与辨证相结合,堵杀与疏导相结合,单一与综合相结合,"魔弹"与复衡相结合,精准与模糊相结合,等等。

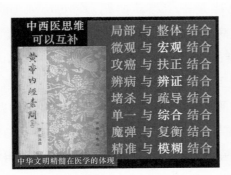

在干预癌症三个靶区上,中西医结合可以互补长短。

图 17 - 2　中西医思维可以互补

实际上,西医学在不断深入发展的过程中,已逐步体会到也需要同时向其相反方向发展。例如分子生物学继续深入的同时,注意到系统生物学的重要(图1-3),而这个"相反方向",常常是中医理论的精华所在。2014年《柳叶刀》(*Lancet*)有一篇文章说"寄希望于'魔弹'(消灭肿瘤战略)的抗癌战,以为越多越好,导致过度诊治",并认为"抗癌战"这个名称需要重新命名(图17-3)。

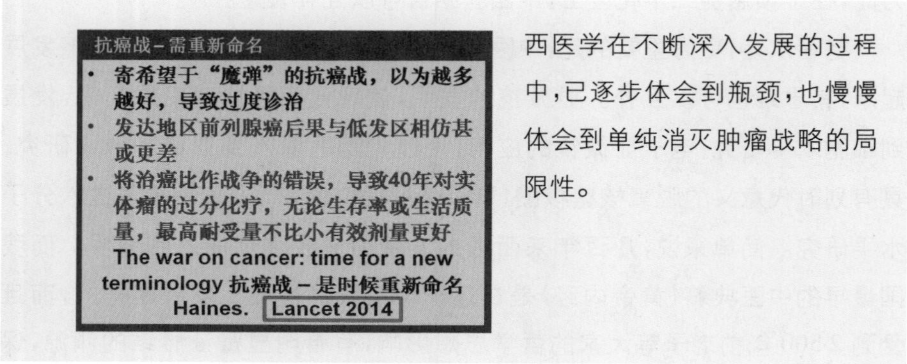

西医学在不断深入发展的过程中,已逐步体会到瓶颈,也慢慢体会到单纯消灭肿瘤战略的局限性。

图 17-3 对"魔弹"战略的再思考

而中医则认为"内外调和,邪不能害""阴平阳秘,精神乃治",主张阴阳平衡,而不是越多越好。又如西医原则上是"辨病而治",中医则"辨证论治",同一种病,根据不同的证候有不同的治法。《素问·异法方宜论篇》中说:"一病而治各不同皆愈。故治所以异而病皆愈者,得病之情,知治之大体也。"其实最近西医也注意到癌症是一个移动的靶[Komarova.《自然》(*Nature*),2015],换言之,癌症发病是一个不断变化的复杂过程。加上肿瘤的异质性,使基于基因靶向的精准医学受到限制(图17-4)。

这些都提示模糊与精准可以互补,宏观和微观可互补。西医治癌多采取堵杀的办法,这如同治水,可以采取筑堤坝的办法,也可以用疏导的办法,都江堰之所以闻名于世,主要是疏导。如果堵杀与疏导相结合,治标与治本相结合,控癌成效当更理想。西医通常是一病一方,而中医则基本用复方(多种药物灵活的联合治疗)。最近文献已越来越重视综合治疗,如2015年《新英格兰医学杂志》(*New Engl J Med*)中 Swain 等的文章说,对付 HER2

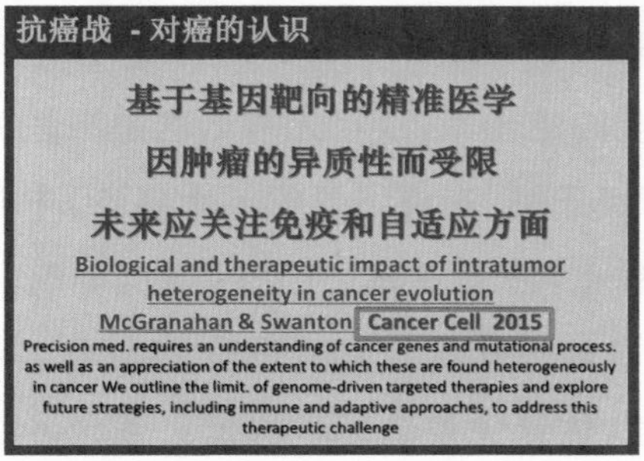

图 17‐4　肿瘤的异质性使精准医学受限

癌症发病是一个不断变化的复杂过程。加上肿瘤的异质性，使西医学新近倡导的精准医学感到压力。

这个分子阳性有转移的乳腺癌,分子靶向治疗和化疗的"三联应用"比"二联应用"好;还有文章呼吁"如获批准,将鼓励生产癌症的联合治疗药物"[Deng.《自然‐医学》(*Nat Med*),2015]。

局部与整体相结合：中西医互补的重中之重(例 16、例 17、例 18、例 19)

1954 年,毛泽东关于中医工作的指示中有这样一段话:"中国古书上这样说'上医医国,中医医人,下医医病',这意思就是强调人的整体性。"对于癌症,西医无论诊断、治疗以及疗效的评价都首先关注局部。笔者搞肝癌,诊断肝癌上,一定要有影像医学资料可以看到肝内有占位性病变(也就是要看到癌);治疗上,无论手术、放疗、肝动脉内化疗栓塞、射频消融等,都是针对肿瘤的局部;疗效评价上,如"完全缓解"或"部分缓解",都要看肿瘤是否缩小或消失。在西医的实验研究上,观察肿瘤大小是判断一个药物有没有疗效的唯一标准。

看下面一个病例(例 16)。

记得 20 多年前笔者担任原上海医科大学(今天的复旦大学上海医学院)校长期间,新疆一位高干因肺癌来找笔者,便介绍他到肿瘤医院,并专门为他临时安排了高干病房。3 个月后病人出院来辞行,说经过放化疗后,肺癌已经消失。但笔者看到的病人,头发掉光(后来了解到病人白细胞计数只有

2 000/升)，脸色晦暗无华，双目无神，心里很不是滋味。果然出院 3 个月后收到消息说病人去世了，后来知道是死于全身广泛癌转移。

在例 16 中，这里要说的是"脸色晦暗无华，双目无神"，这是中医关注整体的表述，西医很少注意。就拿"双目无神"来说，《灵枢·大惑论》中对眼睛有这样的论述："目者五脏六腑之精也，营卫魂魄之所常营也，神气之所生也。"提示眼睛是否有神，可反映全身整体状况。笔者没有病人死亡前的资料，但可以估计，病人全身状况极差，估计免疫功能也极低。残余肿瘤在放化疗后可能不多，但在全身免疫功能极差的情况下，可以如入无人之境，才导致全身广泛癌转移。这好比经过一次惨烈的阵地战，虽然取胜，但损失惨重，后勤也已瘫痪，获胜幸存回来的战士，无处休息，饥寒交迫；而敌方残敌很快便卷土重来，反败为胜。如果西医在基本消灭局部的肿瘤后，注意提高病人抵抗力，改善病人全身状况，结果也许会好得多。这可能就是局部与整体相结合的重要性所在。

微观与宏观相结合

这个结合也可以理解为局部与整体结合的延伸。几年前，上海最高的高楼叫金茂大厦。如果我们只研究建造金茂大厦的钢筋和水泥，研究其理化性能，甚至深入到分子水平这种微观范畴的研究，确能知道金茂大厦之所以能建成，甚至预期可千百年屹立在材料方面的原因。然而这绝不是金茂大厦的全部，因为还缺少其宏观方面的资料，它的高度、层数、外形等；也缺少上海地质、台风、地震风险等信息。这好比物理学已深入到基本粒子世界，但这绝不代表我们可以不去研究宇宙学。只有将小至粒子和大至宇宙结合起来，我们才可能有一个更全面的认识。

局部与整体相结合虽然看似可以包括在微观与宏观相结合中，然而细细分析，还是有些不同。前者只限于人体内的偏胜，后者则超越人体范畴。西方医学最早其实也是从宏观的角度发展起来的，然而自显微镜发明以来，西医正加快速度向微观发展，当前西医已深入到分子水平研究（而不仅仅是肿瘤的局部），并由此出现分子靶向治疗，提示癌症治疗又从手术、放疗、化疗发展到一个新的阶段。然而人的精力总是有限的，重点放到微观，自然就难有精力同样关注宏观。

《黄帝内经》就有"人与天地相应者也"(《灵枢·邪客》)的提法;又说"夫道者,上知天文,下知地理,中知人事,可以长久"(《素问·气交变大论篇》),这些都提示要成为一个好医生,还需要有天文、地理和人事方面的素养。笔者再引用《黄帝内经》中一段,读者就可能有更深的体会:"圣人之治病也,必知天地阴阳,四时经纪,五脏六腑,雌雄表里,刺灸砭石,毒药所主。从容人事,以明经道,贵贱贫富,各异品理,问年少长、勇惧之理,审于分部,知病本始,八正九候,诊必副矣。"(《素问·疏五过论篇》)笔者认为没有必要将这段文言文翻译出来,大家就可以体会到,要治好病,真不是单纯找到一组针对个人的基因组就能完全解决的。因为治病要掌握:体外的天文地理、四季寒暑,体内的五脏六腑、男女性别与病情,对治疗手段的熟悉,以及人文相关的信息,等等。毛泽东当年指挥打仗,从不只看当时当地战场的细节,而是在分析世界大势的基础上进行思考。

攻癌与扶正相结合

这个结合也可以包括在局部与整体结合中,但这是当前癌症临床最值得关注的问题,所以再单独说一说。这里打算举两位乳腺癌病例(例17、例18)。

例17:20世纪90年代初,笔者搬到原上海跳水池旁边,和爱人每天去游泳,认识一些运动教练。一天,因为听说笔者爱人会开中药,一位网球女教练来找,要笔者爱人帮开中药。原来那位教练患了乳腺癌,做了乳腺癌根治术,正在接受化疗,由于副作用大,想吃点中药。笔者爱人当然不会拒绝,根据辨证论治原则给病人开方,病人吃中药后果然情况好转,十分感谢。这位网球女教练于是断断续续地服用中药,情况日见好转。有一天她又来对笔者爱人说,因为中药不能报销,所以不能继续服用我爱人的中药,要继续到医院作化疗。3年后听说病人去世,笔者爱人打听知道是因为化疗引起肺纤维化而走的。

例18:两年后,另外一位游泳教练的夫人(也是运动教练)也同样因乳腺癌来找笔者,笔者写了条子介绍给肿瘤医院的专家。几天后她又来对笔者说，因为肿瘤太大，无法立即手术，需要做化疗，如果肿瘤缩小，再行手术。两个月后，肿瘤缩小勉强做了手术切除，并告知家属，预后不佳。术后自然又是放疗，又是化疗，副作用很大。于是也来找笔者爱人开中药，笔者爱人当然也无法拒绝，但告知家属，由于病情较重，效果难说。就这样，病人断断续续接受放化疗，又断断续续服用中药。病人感到受不了，便自动停止放化疗而服中药。一旦肿瘤复发，又去放化疗。总之，治疗是很不规范的。然而，如是好好坏坏，竟生存了9年。最后是因为病人要照顾其患癌症的父亲可能过于劳累，致使乳腺癌复发而亡。

两位乳腺癌患者，一位病情较轻，只生存3年，死于化疗引起的肺纤维化；另一位病情重，却生存了9年。后者在中医中药控制残癌以及提高机体抗病能力方面，与西医的放化疗互相补充，说不定起了一定作用。

近年笔者每次大查房都遇到越来越多结直肠癌肝转移的病人，几乎每位病人笔者都问术后是否用过化疗，病人几乎都不约而同地说，每月一次6个疗程化疗都用过，但半年、一年后便出现肝转移。下面再举一例（例19）。

例19：20世纪90年代初我们迁回老房子住时，一位邻居患结肠癌伴淋巴结转移，手术后不愿接受化疗，来找笔者爱人开中药，断断续续服用中药约2年，病人每天仍骑车出去走走。同样没有想到，25年后，病人已耄耋之年，竟仍无瘤生存。

无疑，这也只能说是个案，是偶然的病例。但半个多世纪以来，耳闻目睹笔者爱人治疗过的一些癌症病人，大多是手术后或放化疗后的巩固治疗。以笔者这个外行看来，所用中药也没有什么特殊，一个方子药味大多不超过10种，多是调理性质的。但日久见功力，很多病人居然长期未见复发，包括一位名画家的夫人。

关于攻癌与扶正相结合，使笔者回想起20世纪六七十年代刚进入肝癌临床之初的教训。那时病人多是中晚期病人，对于不能手术治疗的病人，因为救治病人心切，常用较大剂量化疗，还常常合并应用一些所谓"抗癌"中草药，如半枝莲、白花蛇舌草、龙葵等清热解毒药，并以为这些中草药剂量越大越好；以及合并应用所谓"攻癌"的破血逐瘀中药（如三棱、莪术、地鳖虫等）。

结果病人很快便出现白细胞明显下降、口干、出虚汗、胃纳差、卧床不起，不少病人很快出现肝癌破裂大出血，或食管静脉曲张破裂大出血而死亡。没有死亡的也很快出现全身广泛癌转移（肺转移、脑转移，甚至皮肤也出现转移）。后来我们从中医辨证论治的角度进行总结，发现如果西医用化疗攻癌的同时再用中医的攻下之剂，病人出血多而死亡快；如果在西医化疗攻癌的同时合并应用中医的扶正之剂，则出血少、生存期长、癌转移也少。笔者后来体会，上海市肿瘤医院西医学习中医的于尔辛教授主张使用"健脾理气"中药是有道理的。

根据毛泽东的论著，我们认识到只有消灭敌人才能有效保存自己，然而"消灭敌人"和"保存自己"是辩证的关系。在尽可能消灭肿瘤的同时，不能使机体受到不可逆的损害。《黄帝内经》中《素问·五常政大论篇》强调："大毒治病，十去其六；常毒治病，十去其七；小毒治病，十去其八；无毒治病，十去其九。谷肉果菜，食养尽之，无使过之，伤其正也。"说的是过度治疗会伤正气。大剂量化疗应属于大毒，要十分谨慎。在西医"抗癌战"的历程中，凡"过度消灭肿瘤"的疗法，如"超根治手术"和超大剂量化疗等，都只是昙花一现而被淘汰。

为此，消灭肿瘤的"度"要因人、因时而异。而有效保存自己又是消灭敌人的前提。中医本身强调攻补兼施，西医与中医合用又有新的攻补关系，这就是上面几位病人所以能够好转的重要原因。

笔者对中医药控癌的点滴探索

如前所述，由于笔者爱人（李其松教授）早年曾参加西医离职学习中医班，半个多世纪的耳闻目睹，加上笔者在 20 世纪 50 年代末至 60 年代也曾接触中医、针灸，看过一些古籍，在《中华医学杂志》（英文版）发表过《116 例针灸治疗急性阑尾炎》的论文，曾用针灸治好儿子、爱人和母亲的急性阑尾炎。为此，在 1968 年改行从事癌症临床后，也关注中医药在控癌中的作用。然而早年的实践得到的大多是经验教训，这些经验教训对后来的研究倒也不无裨益。如 1976 年曾发表《中西医结合治疗原发性肝癌的攻与补》，注意到中西医结合要重视攻与补的关系，那时就观察到如果西医攻（手术、放疗、化疗），中医也攻（单纯清热解毒、活血化瘀和软坚散结），则病人出血多（肝癌破裂出血，或食管静脉曲张破裂出血）、生存期短。反之，在西医攻癌的同时，合并中医补法，则出血少、生存期长（《医学情况交流》，1976 年 7 月）。这就是为什么近年研究以补益为主的"松友饮"的缘故。因为西医对付癌症主要是消灭肿瘤，无论手术、放化疗、局部治疗等都是"攻癌"，这时合用中医药，就应该以补法为主。

前面已经说过，"松友饮"由五味中药提取物组成，属于扶正类药物。该处方由笔者爱人提供，由上海某科技研究所生产，产品名为"松友饮颗粒"（国家食品药品监督管理局国产保健食品批号：国食健字 G20070160），国家专利（申请号：200710036741.5），口服方式。笔者医院前些年 60 例胃癌患者随机分组的临床研究结果初步表明，联合"松友饮"治疗组的胃癌患者体质好转率高于对照组，白细胞、自然杀伤细胞（NK 细胞）等实验室指标明显提高。

笔者领导的小组在近年较系统进行了"松友饮"的实验性研究，自 2009 年起，在 SCI 收录杂志发表过多篇相关论文（图 17－5，图 17－6）。

J Cancer Res Clin Oncol (2009) 135:1245–1255
DOI 10.1007/s00432-009-0566-8

ORIGINAL PAPER

Herbal extract "Songyou Yin" inhibits tumor growth and prolongs survival in nude mice bearing human hepatocellular carcinoma xenograft with high metastatic potential

Xiu-Yan Huang · Lu Wang · Zi-Li Huang · Qi Zheng · Qi-Song Li · Zhao-You Tang

Received: 25 November 2008 / Accepted: 16 February 2009 / Published online: 10 March 2009
© Springer-Verlag 2009

Abstract
Purpose Chinese herbs have become a focus of interest in cancer treatment. This study evaluates the effect of the herbal compound extract "Songyou Yin" (containing *Salvia miltiorrhiza* Bge.-danshen and other four herbs) on hepatocellular carcinoma (HCC).
Methods Human HCC cell line MHCC97H with high-metastatic potential was employed for in vitro study. In vivo study was conducted in nude mice bearing HCC orthotopic xenograft with MHCC97H.
Results In vitro, "Songyou Yin" caused dramatic attenuation of tumor proliferation by induction of apoptosis that thelial growth factor (VEGF) abundance, and inhibited tumor invasion via down-regulation of MMP2. The lung metastatic extent was decreased ($p < 0.01$, compared with control). The life span of nude mice bearing xenografts was 75.0 ± 3.9 days in "Songyou Yin" group, whereas it was 52.0 ± 2.3 days in the control ($p < 0.001$).
Conclusions Nontoxic herbal compound extract "Songyou Yin" inhibited tumor growth and prolonged survival, via inducing apoptosis and down-regulation of MMP2 and VEGF, which indicated its potential use in patients with advanced HCC.

论文名称：《"松友饮"中药颗粒可抑制荷高转移潜能人肝癌裸鼠肿瘤生长并延长其生存期》

图 17－5　最早在 SCI 杂志发表的"松友饮"论文

松友饮 提高杀癌疗法疗效的实验研究	
松友饮 抑高转移潜能肝癌生长 单独 J Cancer Res Clin Oncol 2009	延生存
松友饮 增强干扰素抑姑切的促转移 手术 BMC Cancer 2010	延生存
松友饮 抑制奥铂所促进的转移潜能 化疗 BMC Cancer 2010	延生存
松友饮 下调干细胞相关指标 分化诱导 分化诱导 Evid-Based Complem Altern Med 2012	延生存
松友饮 成分之一丹参酮ⅡA 促血管正常化 抗缺氧 J Hematol Oncol 2012	延生存
松友饮 抑肝星状细胞分泌的细胞因子 抗炎 BMC Complem Altern Med 2013	延生存
松友饮 提高免疫 抑癌转移 促免疫 Integr Cancer Ther 2015	延生存
松友饮 抑纤维化模型肝癌 改善微环境 微环境 Oncotarget 2015	延生存

我所公开发表的有关"松友饮"各项实验研究的论文,皆证实能延长荷瘤小鼠的生存期。

图 17-6　在 SCI 杂志发表的"松友饮"论文

简单来说,动物实验研究发现:

(1)"松友饮"在体外实验可通过抑制基质金属蛋白酶-2(MMP-2)活性,下调血管内皮生长因子(VEGF)来抑制肝癌细胞侵袭转移,诱导肝癌细胞凋亡;动物体内实验也发现,"松友饮"可抑制肿瘤生长,减少肺转移,延长动物生存时间。

(2)"松友饮"能增强一种小鼠(C57BL/6 小鼠)的免疫功能。

(3)对于姑息性肝癌切除术后,联合应用"松友饮"可增强干扰素 α 作用,抑制残癌生长、转移并延长小鼠的生存期。

(4)实验发现,用奥沙利铂这种化疗药物来治疗生了肝癌的小鼠,未被杀灭的癌细胞,其形态由方方圆圆的样子变成两头尖的梭形样子(医学称为上皮-间质转化),癌的侵袭转移能力也随之增强。而联合应用"松友饮",则可降低化疗的促残癌转移潜能,从而提高化疗的疗效。

(5)"松友饮"可通过抑制肝癌细胞的干性(前面说过,癌转移主要和肿瘤干细胞有关,"干性"强,癌转移潜能也强),提高肝癌对奥沙利铂化疗的敏感性。

(6)存在于肝癌微环境内的"活化星状细胞",是反映炎症的一种细胞,这些细胞分泌的细胞因子,可以增强癌细胞的转移潜能。而"松友饮"能抑制活化星状细胞所分泌的细胞因子,从而减轻肝癌细胞的侵袭和转移能力。

（7）"松友饮"可通过抑制活化星状细胞的旁分泌作用，从而抑制在慢性纤维化基础上的肝癌模型（人的肝癌大多出现在肝硬化/纤维化的基础上）肿瘤的增殖，并延长小鼠长生存期。

（8）"松友饮"联合适度游泳，通过增强小鼠免疫功能（图 17-7），可抑制肝癌生长和转移（图 17-8）。

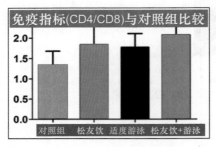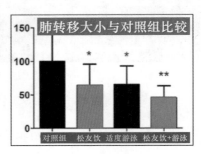

图 17-7 "松友饮"增强小鼠免疫功能　　图 17-8 "松友饮"抑制癌转移

（9）大家知道，肿瘤的快速生长，需要更多养料，从而促进"肿瘤血管"的生长，然而"肿瘤血管"常常处于道路半阻塞状态，导致缺氧，而缺氧又使癌细胞更加疯狂。前面说过，"松友饮"由 5 味中药组成，丹参是其中之一，丹参酮 IIA 是丹参的主要成分。实验发现，丹参酮 IIA 可以使血管内皮正常化，改善道路的阻塞，从而改善缺氧，抑制姑息性肝癌切除的促转移作用，延长动物生存期。

总之，"松友饮"的研究包括：①针对肝癌细胞特性，如增殖、迁移与侵袭、"干性"以及凋亡等方面的体外及体内研究。②针对联合化疗、姑息性切除术后残癌治疗的研究。③针对肝癌微环境，如抗炎、改善缺氧，抑制旁分泌等研究。④针对全身综合治疗干预，如联合游泳及干扰素 α，通过神经体液调节，提高机体免疫等方面研究。

结果表明，松友饮在一定程度上对"控制"残癌，作为消灭肿瘤疗法的辅助治疗手段有着潜力。该复方已由中国科学院上海药物研究所研究出高效液相质控指纹图谱。在对肝动脉化疗栓塞治疗中晚期肝癌病人的临床随机对照研究中，观察到该治疗无显著副作用，肝癌患者可很好地耐受该治疗。这样看来，"松友饮"在局部消灭肿瘤后，通过改善微环境和改善机体，减少复发转移,是值得进一步在临床加以证实的。

这本小册子的读者并不都是搞医的,没有必要对上述一段医学专业性的描述进一步深入讨论,因为这些描述只是说明用现代科学的方法,在动物实验中已证明,"松友饮"在癌症防治方面的作用已有一些科学根据。

发展中国的新医学是实现"中国梦"的重要内涵

1956 年,毛泽东在同音乐工作者的谈话时谈道:"就医学来说,要以西方的近代科学来研究中国的传统医学的规律,发展中国的新医学。"

尽管这是 60 年前毛泽东的讲话,但至今仍有现实意义,而且也只有今天,才更有可能实现。因为当今中国是处于崛起的态势下,有了一定的经济基础,有了一定的学习西方的积累,更重要的是大家都正为实现"中国梦"而奋斗。对于医务工作者来说,实现中国梦就是在自己所从事的领域内,创造有中国特色的医学,服务中国人民,并贡献于世界。

要创造有中国特色的医学,笔者以为既要"洋为中用",也要"古为今用",要两条腿走路。当前向西方学习,如火如荼,我们与西方的差距也越来越小。然而如果只注意向西方学习,全盘西化,我们就只能永远做"老二"。必须在学习西方的同时,加上中国的思维,这就是"洋为中用,重在超越"。只有加上中国思维,才可能超越。我国有五千年文明的积累,若能将中华文明的精髓"古为今用",与现代科技相结合,医学将可能出现崭新的局面。

笔者以为,屠呦呦获诺奖,提示中药是一个宝库。但如果深入理解中医的精髓,就会发现中医的理论体系说不定是比单纯从中药中提取新药更为宝贵的东西。中医对疾病防治的理念,可以通过用中药、针灸等中医传统的办法来实现。然而大家往往忽略这种理念也可以用西医的方法来实现。例如"攻补兼施"对付癌症的理念,可以通过在用手术、放化疗等消灭肿瘤后,合并以提高机体免疫功能的治疗。回顾笔者在 20 世纪八九十年代从事的"不能切除肝癌的缩小后切除"的研究,就发现用"二联"或"三联"的消灭肿瘤疗法后,再加用免疫治疗,当年只有混合菌苗(MBV,类似 Coley 毒素)或卡介苗(BCG)而提高了疗效。这种非特异性免疫治疗的单独应用均无明显直接杀癌作用,然而在基本消灭肿瘤后应用,却可能抑制少量残留的肿瘤,使病人长期不出现癌症复发。问题是过去认为对付癌症有用的标准是能够使肿瘤缩小，使用这个标准，其结果便否认了大量有潜在辅助控癌功效的措施。对包括 Coley 毒素在内的免疫治疗剂废弃不用，可能是由于用在不合适的病人（如单独用于治疗晚期巨大肿瘤）和不合适的时机（不是用在肿瘤基本被消灭后）。

例 17 那样晚期的乳腺癌病人竟能生存 9 年，实际上是不自觉地运用了中医的传统理念，"大毒治病，十去其六"，"无使过之，伤其正也"。因为病人感到"吃不消"，就暂停放化疗，而改用中医辨证论治的扶正治疗。多年前也遇到病情相仿的两位手术不能切除的肝癌病人，都采取肝动脉化疗栓塞治疗（介入治疗），一位病人认真按每月一次的介入治疗，副作用很大，但病人还是坚持，结果半年多一点便去世。另一位"不太听话"，副作用大就不去做，结果第二次介入治疗是两个月后，第 3 次介入治疗是半年后，第 4 次是一年后，结果生存了 3 年。介入治疗应该也属于"大毒治病"，过犹不及。

实现"中国梦"，发展有中国特色的医学，笔者以为用"洋为中用"和"古为今用"两条腿走路可能是关键，而"中国思维"可能是其核心。中国共产党成立 90 多年，用了 28 年建立了中华人民共和国，又用了约 30 年巩固了政权，又用了约 30 年使中国崛起。完全不是照搬西方的结果，而是结合国情，洋为中用，更重要的是发掘了中华文明的精髓——"古为今用"。连外国人也承认，中国的崛起有明显中国的印记。因此，在医学上要发掘中华文明的精髓，笔者以为发掘中医理念的精髓是重要的方面，因为中医中药的理法方药理论正是中华文明精髓在医学上的体现。

中医理念实际上也反映了我国 2 500 年前老子、孔子和孙子等的思想，这几位世界公认的"大家"的理念不仅已证明可用于治国理政，也可用于军事斗争，同样对与疾病的斗争也有指导意义。为了达到"要以西方的近代科学来研究中国的传统医学的规律，发展中国的新医学"，毛泽东强调"我们要西医学中医，道理也就是这样"。而现状不是西医学习中医，而是中医学习西医，这是值得思考的问题。笔者坚信，"发展中国的新医学"这个目标，将会随着"中国梦"的实现而逐步形成，这个过程将是漫长的百年甚至几百年。

三、中晚期癌症病人能否"转败为胜"

18. 中晚期癌症病人面临的主要矛盾

前面若干节讲的主要是"硬件",即阵地战、运动战和游击战可用的武器。这是必不可少的,没有武器如何打仗呢？然而,笔者体会毛泽东在《论持久战》中强调的还是"软件",因为当年的武器只有"小米加步枪"。为此,精华是在"敌强我弱"态势下,如何通过持久战而"转弱为强",并最终"转败为胜"。这就涉及一些战略战术等值得关注的问题。

毛泽东说过:"研究带全局性的战争指导规律,是战略学的任务。研究带局部性的战争指导规律,是战役学和战术学的任务。"笔者不是军事家,更不是战略家,只是一名肿瘤外科医生,不敢、也不能系统去论述可能取胜的所有有关问题。还是如前所说,从个案中找些启迪,从偶然中找些必然,因为毛泽东在《矛盾论》中说过:"矛盾的普遍性即寓于矛盾的特殊性之中。"

后面打算通过 8 位生存 20 年以上的肝癌病人,从他们的治疗过程中找些线索。这些病人肝癌的直径(或直径和)都是超过 12 厘米的,应属于"敌强我弱"态势下的病人,可以算是中晚期肝癌病人。再者,二三十年前对付癌症的"武器"远没有现在多,这些病人之所以取胜,战略战术方面的因素显然起重要作用。然而笔者还是要说明在先,癌症病人的预后取决于很多因素,治疗的因素(武器和战略战术)只是其中之一。其他因素中,如遗传因素就很重要,因为我们发现癌转移潜能起源于原发瘤阶段[Ye 等,《自然-医学》(*Nat Med*),2003]。换言之,即使很大的肿瘤,如果原先恶性程度不高,无论用哪一种治疗,无论用哪一种策略,预后多不会很坏;反之,即使很小的肿瘤,如果原先恶性程度很高,治疗的效果也多不太好。另外,病人的一般状况也至为重要,这好比抗日战争当年,如果中国是一个小而弱的国家,就没有条件打持久战，也就难以取胜。

笔者之所以专门列出这一节，绝不是说对付癌症的"武器"不重要，而是想强调，对付癌症的"战略战术"也不可少，二者相辅相成。尤其是对临床医生而言，自己不会制备新药，最多也就是发明少数新技术（如手术方式），那么是不是就只有等待呢？毛泽东《论持久战》对控癌战的最大启示，就是即使武器落后，但如果有好的战略战术，也是有取胜的可能，也可能"反败为胜"，而且这些战略战术是大有文章可做的。换言之，如何用好现有的对付癌症的武器，临床医生是可以大有可为的，病人和家属也同样有用武的空间。

毛泽东在《矛盾论》中说："不能把过程中所有的矛盾平均看待，必须把他们区别为主要的和次要的两类，着重抓住主要的矛盾。"又说"矛盾着的两方面中，必有一方面是主要的，他方面是次要的"，"而且矛盾的主要方面和非主要的方面互相转化着"。同理，中晚期癌症病人也面临着多方面的矛盾，也需要首先分别主次缓急，区分矛盾的主要和次要方面，而且还要看到这主要和次要方面是可以不断互相转化的。例如中晚期肝癌病人，固然机体与肿瘤的矛盾是主要的，然而机体方面又可以处于素质较好和素质较差两种不同的状态，年龄较大和年龄较轻的两种不同情况，是否合并糖尿病、高血压等合并症，等等。同样肿瘤也可以呈现已有播散和没有播散等两种不同情况，也是千变万化的。此外，肝癌常在乙型或丙型病毒性肝炎、肝硬化的基础上发生的，而合并的乙型或丙型肝炎病毒又可以处在活动和不活动两种情况；同样肝硬化也可以处在代偿和失代偿两种不同的状态，等等。为此，正确处理这些矛盾，要因人、因时、因条件而异，这也是高明与不高明医生的不同、理智和不理智家属的区别。

为此，要做出正确的决策，就需要如同孙子说的"知己知彼"才能"百战不殆"。即要首先摸清机体和肿瘤的详细情况，才能根据矛盾的主次和轻重缓急做出正确的决策。总之，如同毛泽东所说："指挥员的正确的部署来源于正确的决心，正确的决心来源于正确的判断，正确的判断来源于周到的和必要的侦察，和对于各种侦察材料的联贯起来的思索。"

归纳起来，如果从硬件（杀癌利器）和软件（战略战术）的角度，早期癌症重点在杀癌利器，而中晚期癌症，则战略战术不可或缺。所谓早期癌症是处于相对"我强敌弱"态势,孙子说"五则攻之,倍则战之",要攻要战,武器和兵力就很重要。而晚期癌症是处于"敌强我弱"的态势,孙子说"少则能守之,不若则能避之",要守要避,既然武器和兵力都远逊于对方,就要靠战略战术。

19. 中晚期癌症病人"转败为胜"的病例

下面列述的 8 位病人,其实都有很多共同点,但是为了突出某一个重点的讨论,所以分列在不同的标题下。

"防御中的进攻,持久中的速决"(例 20)

毛泽东在《论持久战》中有一个题目是"防御中的进攻,持久中的速决……",具体来说,就是持久战"在第一和第二阶段即敌之进攻和防守阶段中,应该是战略防御中的战役和战斗的进攻战,战略持久中的战役和战斗的速决战"。这就好比中晚期癌症病人,总体处于"敌强我弱"态势,肿瘤处于攻势,机体处于守势,机体难以通过一次阵地战取胜,为此需要有持久战的思想准备。然而这个阶段是否就消极等待呢?按毛泽东的意见,不能等,还要组织战役和战斗的进攻。请看下文(例 20)。

1993 年 7 月,一位 39 岁赖姓男病人,因右上腹痛 3 个月来诊。验血中甲胎蛋白高于正常值,乙型肝炎表面抗原阳性(提示有乙型肝炎背景,患肝癌可能性比常人要大得多);肝功能检查虽大多正常,但白蛋白和球蛋白的比例异常,提示有肝硬化。超声和 CT 检查发现右肝有直径 12.3 厘米的大肿瘤。按当年的诊断标准,光上面这几点,便足以诊断为肝癌。

由于病人年龄不大,身体状况尚可,决定手术探查,争取切除肿瘤。但术中看到肝脏表面像菠萝样高低不平,硬化结节直径 0.3~0.5 厘米,属中等度的肝硬化。要把这么大的肿瘤切除,就需要切除右肝,而右肝约占整个肝脏的 2/3,估计病人不能耐受右半肝切除。因为按当年的经验,有明显肝硬化病人作右半肝切除,手术后一个月内死亡的,10位病人中就有2人。这是由于剩下的肝脏太小,而且有明显肝硬化,不足以维持生命。

这就好比根据侦察和情报评估,病人难以耐受"阵地战"。那么是否就放弃治疗呢?

正如毛泽东说,这好比处在持久战的第一阶段,敌人在进攻,我们完全不抵抗就将失败。这样医生便在手术中改变治疗方案,采取病人能够耐受的"运动战"。就是把供应肝脏的动脉扎掉(肝固有动脉结扎),这样通往肝脏的动脉血液就被基本阻断。主要依靠动脉血供的肿瘤,由于缺少动脉血所提供的氧气和养料,就会大量坏死。而正常肝组织,因为还有门静脉和其他侧支进来的血液供应而得以生存。此外,在结扎肝动脉前,先在肝动脉内放一根细的塑料管,以备术后灌注化疗药物。结扎只是阻断动脉血供,但保持塑料管的通畅。这种"运动战"性质的手术,称为"肝固有动脉结扎合并插管",只需一个小时左右,基本上没有大的手术风险。

因为大量肿瘤坏死,手术后病人有几天的高热,但恢复顺利。不久便开始通过插在肝动脉内的导管灌注药物。这些药物包括能进一步阻断小动脉血液供应的碘油,包括交替应用多种化疗药物,如丝裂霉素、顺铂等。这些就好比"游击战",由于是隔天从导管内注入小剂量,病人基本上没有太大反应,饮食睡眠良好,白天也适度活动。通过肝动脉导管灌注抗癌药物,比通过静脉注射抗癌药物杀癌作用大而副作用小,因为导管是直通"敌巢"的"地道",好比抗日战争中的"地道战"一样。在不灌注抗癌药物的隔天,在导管内注入防止血液凝固的药物(肝素),以保持导管的长期通畅。

进行"运动战"和"游击战"11个月后复查,发现肿瘤已缩小到直径只有原先的一半。特别值得高兴的是,原先血中高于正常值的甲胎蛋白已下降到常人一样,间接反映肿瘤已得到控制。加上病人身体状况良好,肝功能恢复得也不错,于是医生、病人和家属共同商议进行"阵地战"的可能,在已"转弱为强"的基础上,将肿瘤切除。这个决策很快得到意见统一,1994年6月的"阵地战"一举成功。由于肿瘤已缩小,只需作右肝局部切除而无须右半肝切除,手术顺利,恢复也快。检查切下来的肿瘤,看到大部分已经坏死,然而仍然有少量活着的肿瘤。说明如果不进行这次"阵地战",残余肿瘤将会在某个时候死灰复燃,威胁病人生命。

不久病人便恢复工作,2002 年(病后 9 年)结婚生子。2013 年底(20 年后)右肝又发现直径 3 厘米的复发灶,作射频消融治疗(又一次小的"阵地战")。2016 年随访一切良好,未见复发,至此,一位原先不能切除的患大肝癌的病人,已生存 23 年。

笔者点评:这是遵循毛泽东关于在"敌强我弱"态势下,在"持久战"中贯彻"防御中的进攻,持久中的速决"原则,取得"转弱为强"和"转败为胜"的对付癌症的实例。

这位病人在进行"阵地战"前的 11 个月,因为肿瘤大,又合并明显肝硬化,无法切除肿瘤,总体上是处于"防御"阶段。这个阶段到底采取积极防御策略还是消极防御策略,结果大不一样。笔者以为核心问题是,即使在防御阶段,也绝不能忘记"只有消灭敌人的有生力量才能有效保存自己",所以无时无刻都要考虑如何采取合适的办法来消灭敌人。

这位病人当年采取的办法是肝固有动脉结扎和插管的"运动战",所以称为运动战,因为肝动脉结扎可以导致大量癌细胞的坏死,但它不属于"阵地战",因为消灭肿瘤的效果是不彻底的,而且是短暂的。通常一个多月后,侧支循环建立,肿瘤又可重新得到动脉血液供应。

笔者以为更为重要的,是为这位病人在 11 个月中所采取的"游击战"策略,即在肝动脉插管内长期、少量灌注足以部分消灭肿瘤的药物(化疗)和制剂(碘油)。根据笔者有限的经验,由于肝动脉插管带有"地道战"性质,可以事半功倍。所以当年连病人都体会到插管保持通畅就能维持生命。一旦导管阻塞,通常半年后肿瘤又明显长大。记得另一位病人导管竟保持通畅达 3 年半之久,病人肿瘤也始终保持稳定,但 3 年半后导管堵塞,病人 4 年多便去世。为此不要小看这种"小打小闹"的"游击战",因为它能够积小胜为大胜。

但是从每一个战役或战斗而言,又要做到"速决"。所谓速决,就是能够使机体有休整的机会。如果只顾消灭敌人,而忽视保存自己,则消灭敌人难以长久,从而也难以"积小胜为大胜"。这位病人所有进攻肿瘤的战役或战斗都是"速决"的。要达到这个目标,就要因人、因时、因条件掌握"度",因为"过犹不及"。这位病人又一次提示,在"敌强我弱"态势下,通过持久战,贯彻"防御中的进攻，持久中的速决"的战术，持之以恒，是有可能转败为胜的。

　　笔者想再提一点，就是如何达到既消灭敌人又保存自己，精神方面也许起重要作用。笔者没有细究这位病人的详细生活方式，据说病人不大服药，然而从病人不久恢复工作，乐于干活，后来又在高龄结婚生子，提示病人对生活的乐观追求。然而另一方面，又不忘记定期复查，以致 20 年后能够发现直径只有 3 厘米的小复发灶，可以只用射频消融来代替手术切除，又一次提示战略上藐视和战术上重视的重要。

"消耗战"与"歼灭战"（例 21）

　　毛泽东在《中国革命战争的战略问题》中指出："对于人，伤其十指不如断其一指；对于敌，击溃其十个师不如歼灭其一个师。"在《论持久战》中又说："战役的歼灭战是达到战略的消耗战之目的的手段。"换言之，只有通过多个战役的歼灭战，有效消灭敌人的有生力量，才能达到在战略上逐步改变敌我力量的比势。对付癌症也一样，您要用消灭肿瘤的手段，就要力求达到真正"杀灭"肿瘤，如果只是"杀伤"肿瘤，那后果说不定更坏。因为我们近年的实验研究发现，例如姑息性切除（没有完全将肿瘤切除掉），剩下未被切除的肿瘤会变得更为疯狂（侵袭转移能力大增）。

　　从图 19－1 可见，没有做姑息性切除手术的裸鼠，49 天后肺部看到一个

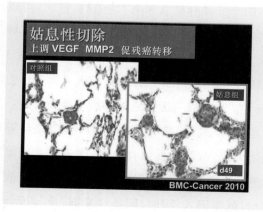

姑息性切除后由一个转移灶增加为 3 个转移灶（红色箭头标出）。

图 19－1　姑息性切除促进残癌转移

癌转移病灶,而做姑息性切除者,肺部看到 3 个转移病灶。笔者所在的研究所对过去半个世纪住院病人作了统计后发现,做了肝癌根治性切除(歼灭战)的有 6 716 位病人,他们有 54.1% 生存 5 年以上;而做了姑息性切除(非歼灭战)的有 3 374 位病人,他们只有 29.6% 生存 5 年以上。换言之,"歼灭战"和"非歼灭战"相比,生存 5 年以上的病人要多一倍。那么如何才能做到"歼灭战"呢? 下面打算再举一个例子(例 21)。

1994 年 3 月,一位 55 岁徐姓男病人,因右上腹饱胀来诊。超声波和 CT 检查都发现右肝有一个直径 13 厘米的肿瘤。尽管验血甲胎蛋白阴性,但病人有多年肝炎病史,血中乙型肝炎表面抗原阳性,提示有乙型肝炎病毒感染背景,肝癌的可能性便大幅增加。既然怀疑肝癌,又没有其他癌症的表现,加上肝功能也正常,所以便决定手术。

手术证实右肝巨大肿瘤,肝硬化不明显,于是便决定打一次"阵地战",将右肝连同肿瘤切除,为了切除彻底,将邻近的胆囊也摘除。检查肿瘤标本,切除彻底,属于"根治性切除"。术后恢复顺利。考虑到尽管肉眼看来切除彻底,但也不能排除还有循环中的癌细胞,所以术后又使用了一些当年的免疫治疗,包括转移因子、胸腺肽等。

病人后来就不再服药,恢复正常生活。这次"歼灭战",使病人无瘤生存了 10 年。但病人还是定期到医院复查,并没有放松警惕。2004 年 12 月发现左肝有一个直径 3 厘米的肿瘤,手术切除证实为肝癌,合并肝硬化。由于切除彻底,术后也没有用什么治疗。随访至 2016 年 3 月,病人情况良好,从第一次手术算起,病人已生存 22 年,已接近耄耋之年。

笔者点评:这位病人之所以获得长期生存,是因为进行了"阵地战",而这个阵地战是属于较彻底的"歼灭战",所谓歼灭战,因为是"根治性切除"+术后免疫治疗(控制了可能存在于血液循环中的极少量癌细胞),为了达到"歼灭战"的目标,连胆囊也摘除。

那么为什么 10 年后又复发呢? 根据我们的研究和文献的报道,肿瘤术后复发有两种,一种是原先的肿瘤没有消灭干净,另一种是肝脏长出一个新的肝癌,而不是原先残留的。通常术后 3 年内复发大多属于原先没有消灭干净的残癌,3 年以后复发的大多是肝脏另外长出的一个新的肝癌。这位病人是术后 10 年"复发"的，最可能还是新长出的肝癌，因为乙型肝炎感染是肝癌的重要背景，当年还没有普遍应用抑制乙型肝炎病毒的药物，所以第二次手术时看到有肝硬化，而肝硬化是乙型肝炎长期活动的结果。这样就有了长出一个新肝癌的土壤。

此外，这位病人也又一次提示"持久战"的重要，正是由于没有放松警惕性，才在 10 年后又发现一个较小的肝癌（病人第一次发现的肝癌直径 13 厘米，而第二次发现的只有 3 厘米），这样治疗的效果就更好一些（第一次术后无瘤生存 10 年，第二次至少已经 12 年）。第二次治疗同样也是一次"歼灭战"，为了将 3 厘米的肝癌切除干净，做了肝左外叶切除（比局部切除更为彻底）。为此，病人所以能生存 22 年以上，主要是两次"歼灭战"的结果。

"建立根据地的必要性和重要性"（例 22）

在《抗日游击战争的战略问题》一文中，毛泽东说："建立根据地的必要性和重要性，是随着战争的长期性和残酷性而来的。"前面列举的不少病人都已提示，中晚期肝癌病人能够获得长期生存的，几乎都有一个"过五关斩六将"的故事。例如不少是无法切除的肝癌，需要耐心地进行"运动战"（如肝动脉结扎插管）和"游击战"，经过一年半载后，等到逆转"敌强我弱"态势后，采取"阵地战"（手术切除）才算首战告捷。然而不少病人其后又会出现一次或多次肿瘤复发或转移，又要被逼进行一次又一次的"运动战"或"阵地战"。还有一些长期生存的病人，甚至在十几年或更长的时间后，还会出现一个新的肝癌，还要取决于能否早期发现才能早期治疗，才有可能继续活下去，等等。

总之，对付癌症（尤其是中晚期癌症）的"长期性"和"残酷性"，已有诸多实例证明。这样说来，病人确有必要考虑"建立根据地"的问题。在第 14 节中已就建立根据地问题做了叙述。简单地说，建立根据地需要三个条件，一是有武装部队，二是要发动群众，三是要战胜敌人。为了说明建立根据地的必要和重要，打算再举一个例子（例 22）。

1994 年 7 月，一位 41 岁金姓女病人，因一段复杂的病史而住院。1993年 4 月病人因大便习惯改变一年多和便血，在外院诊断为直肠癌伴肝转移，做直肠癌根治术和肝转移癌切除术,病理报告为腺癌。此次又因上腹不适到笔者医院,超声和 CT 检查发现左肝有直径 12 厘米和直径 3 厘米的两个肿瘤,验血甲胎蛋白低浓度阳性,但病人没有乙型肝炎病史和证据,肝功能也正常,故诊断难以完全确定,原发性肝癌或直肠癌肝转移均不能排除。

由于没有其他部位癌复发转移证据,乃作手术。发现左肝确有两个肿瘤,包膜不完整,但无肝硬化。作肿瘤所在的左外叶肝切除,病理报告为肝细胞癌(属于原发性肝癌),分化较差(恶性程度高)。病人手术后恢复尚顺利,原先低浓度升高的甲胎蛋白已下降到正常值。病人出院后用干扰素 α 治疗,每周 3 次肌肉注射,每次 300 万单位,间歇服用中药,不时参加一些诸如"病人心连心活动",恢复工作。随访一直良好,未见复发或癌转移。末次随访为 2016 年 3 月,第一次直肠癌肝转移术后已 23 年。

笔者点评: 根据手术后的病理报告,病人患了两种不同的癌症,一是 1993 年的直肠癌;二是 1994 年的肝癌。尽管都做了手术切除,但直肠癌手术时已有肝转移,肝癌则属于恶性程度高的分化差的肝癌,而且已有两个肿瘤结节,理论上预后很差,而病人生存 23 年未见复发。

笔者以为所以这么长时间未见复发或转移,首先还是归功于手术切除。然而高复发风险的病人,能够长期不出现复发转移,术后长时间的治疗和生活方式肯定起重要作用。笔者以为,病人注意了"持久战"中"根据地的建设"。

前面说过,根据地建设关键是 3 条,一是武装部队,二是发动群众,三是战胜敌人。笔者以为干扰素治疗可比喻为"武装部队",笔者研究所最早在动物实验中发现干扰素 α 可减少肝癌切除后复发转移,并刊登在最有名的《肝脏病学》(*Hepatology*,2000)上,后来经过临床随机对照试验,证实确能减少肝癌切除后的复发转移,又在国际杂志《癌症研究和临床肿瘤学杂志》(*J Cancer Res Clin Oncol*,2006)刊登。而中药治疗也许可比喻为"发动群众",因为中药治疗癌症主要用清热解毒、活血化瘀、健脾理气等治则的药物,我们近年的研究发现,清热解毒中药有助减轻炎症,活血化瘀中药有助减轻缺氧,健脾理气中药有助提高免疫功能。近代癌症研究发现,癌所处的微环境可影响癌的侵袭转移能力,而微环境中主要是免疫炎症微环境。再者,我们的研究也发现,所有以消灭肿瘤为目标的疗法,包括手术、放疗、化疗、局部治疗以及多数分子靶向治疗，都可通过炎症、缺氧和抑制免疫而促进残癌的侵袭转移。

简单来说，中医治疗加上积极乐观的心态，有助改善癌所处的微环境，从而降低癌细胞的侵袭转移能力。这也好比通过改善社会环境，可以减少罪犯的犯罪。至于"战胜敌人"，这样高复发风险的病人，23 年没有癌复发转移就是最好的回答。为此，在控癌"持久战"中，"建立根据地的必要性和重要性"由此可见。

"弱者先让一步，后发制人"（例 23）

毛泽东在《中国革命战争的战略问题》一文中，列举了不少"弱者先让一步，后发制人，因而取胜"的实例。笔者体会，这也是游击战十六字诀"敌进我退，敌驻我扰，敌疲我打，敌退我追"的精髓所在。毛泽东说，在"敌强我弱"态势下，要"敌进我退"。而在现实的控癌战中，经常遇到的是，在"敌强我弱"（中晚期病人）态势下，坚持"敌进我进"的方针，从而败北。如前面所说的例 3，肿瘤巨大，又有严重肝硬化，却采取"敌进我进"的错误方针，勉强手术切除，病人 9 个月后便去世。为了加深印象，这里再举一例（例 23）。

1995 年 4 月，一位 40 岁雷姓女病人，因右上腹痛一周来诊。验血中甲胎蛋白大幅度高于正常值，肝功能正常，有乙型肝炎病毒感染证据，乙型肝炎表面抗原阳性。超声检查和 CT 发现右肝有直径 14 厘米巨大肿瘤。由于甲胎蛋白强阳性，又有乙型肝炎感染背景，诊断为原发性肝癌。

由于病人情况尚可，决定手术。但手术发现肿瘤占据整个右肝，而左肝不大，病人又有乙型肝炎感染背景，估计如做扩大右半肝切除（切除范围超过右半肝），病人恐难耐受。乃退而求其次，做肝固有动脉结扎和插管。术中作活组织检查证实为肝细胞癌（原发性肝癌）。术后有几天高热（因肝动脉结扎导致大量肝癌坏死引起高热），并出现多尿为主要表现的肾功能受损（大量组织坏死可导致肾功能受损，重者无尿，轻者多尿），肝功能也一度受损，但总体恢复还算顺利。术后不久便开始在肝动脉插管内灌注药物，药物包括能进一步堵塞通往肿瘤动脉血供的碘油，还包括表阿霉素和顺铂等化疗药物。

6个月后复查,肿瘤直径已缩小到原先的一半,即7厘米(原先是14厘米)。此时肝肾功能已完全恢复正常,病人全身情况也不错,于是决定做二期切除。由于肿瘤已明显缩小,只需做局部切除而无须做右半肝切除。检查手术标本发现,肿瘤已大部坏死,然而主瘤旁出现多个小的播散肿瘤结节。这次手术不大,恢复也顺利。出院后身体状况迅速改善,食欲良好,不久便恢复工作。

2003年10月(8年半后),复查发现右侧肾上腺有一个直径9厘米的肿瘤,诊断为肝癌的肾上腺转移,乃做右肾上腺转移癌切除,并看到肝有明显肝硬化。后来又恢复上班,随访至2016年3月,病人已生存22年仍情况良好。

笔者点评:例23也应属"弱者先让一步,后发制人,因而取胜"的实例。如何评定当年情况属于"弱者"至关重要,这就需要如同毛泽东所说:"指挥员的正确的部署来源于正确的决心,正确的决心来源于正确的判断,正确的判断来源于周到的和必要的侦察,和对于各种侦察材料的联贯起来的思索。"

当年侦察到的材料提示:肿瘤巨大,大到切除的范围需要超过右半肝;左肝不大,如果做扩大右半肝切除,剩下的肝组织就很少;病人还有乙型肝炎感染背景,剩下的肝组织也不是完全正常的肝组织(后来证明已发展成明显肝硬化)。这样连贯起来判断,勉强做扩大右半肝切除,技术上应无大问题,但术后要冒30%以上的手术死亡风险。那么"先让一步"是不是等待呢?既然"阵地战"(手术)没有把握,那就打"运动战"(肝动脉结扎插管)。

从术后病人的反应可见,这个"运动战"确实也消灭了不少肿瘤,术后的高热和轻度肾功能障碍,以及后来手术切除的标本,都提示有大量肿瘤坏死。然而"运动战"只是削弱了肿瘤,并没有完全消灭肿瘤。直到6个月后的二期切除(阵地战),才体现了"后发制人"而最终取胜(获得8年半的无瘤生存)。然而这个病例又一次提示控癌战是持久战,因为8年半后病人又发现来自肝癌的肾上腺转移,病人被逼又打了一次"阵地战"(切除),这才又"转败为胜"而生存22年以上。

为此,"弱者先让一步"不是示弱,而是斗争的策略,从那时起,便要计划如何"后发制人"，并争取最后的胜利。

"集中兵力，拣弱的打"（例24）

毛泽东在《中国革命战争的战略问题》一文中专门有一节讲"集中兵力问题"。他一开头就说："集中兵力看来容易，实行颇难。"他又说："集中兵力之所以必要，是为了改变敌我的形势。"通过集中兵力，"将自己战略上的弱者地位，改变为战役上或战斗上的强者地位。"他又说："我们的战略是'以一当十'，我们的战术是'以十当一'，这是我们制胜敌人的根本法则之一。"

百余年来，以消灭肿瘤为目标的战法，大多是单打一的。如果病人适合开刀，就选用手术；如果病人适合照光，就选用放疗；如果病人适合药物治疗，就选用化疗；即使近年的分子靶向治疗，也常是单打一。然而实践并未能使人满意，这才慢慢出现两种或三种办法的联合或序贯应用，包括前些时的联合化疗，以及最新的分子靶向治疗（图16-1，图19-2）。笔者以为，"不能切除肝癌的降期后切除"，是"集中兵力，拣弱的打"，在战役或战斗上取胜，积小胜为大胜，从而将"敌强我弱"改变为"我强敌弱"的战略态势，并最终取胜的重要模式。而这个模式的核心是"集中兵力"和"以十当一"。"不能切除肝癌的降期后切除"前面已举过多个例子，为了加深印象，这里再举一例（例24）。

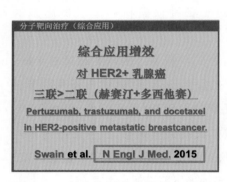

图19-2 综合应用分子靶向治疗已引起关注

1993年9月，一位66岁顾姓男病人，因右上腹不适月余来诊。超声检查和CT均发现右肝有直径14厘米的巨大肿瘤，验血甲胎蛋白虽然阴性，但乙型肝炎表面抗原阳性，提示有乙型肝炎感染背景。肝功能检查发现白蛋白和球蛋白比例倒置，提示有失代偿肝硬化。因此，诊断为肝癌应无问题。加上肾功能也略差，预期难以一期切除肿瘤，因为需要作右半肝切除，病人难以耐受。既然无法进行"阵地战"，那就争取进行"运动战"。

经反复研究协调和术前准备，一个月后进行手术，证实右肝有巨大肝癌,并见肝硬化,乃做胃十二指肠动脉结扎和肝动脉内插管。由于病人术前状况较差,术后经过较长时间的支持疗法才得以稳定。出院后进行了多次从肝动脉插管内注入碘油以堵塞通向肿瘤的动脉血供,还注入化疗药物,如顺铂等。为了提高病人的免疫功能,给病人使用了当年的转移因子和胸腺肽。病人还较长时间服用辨证论治的中药。

一年后,病人情况恢复良好,由于肝动脉插管堵塞,无法继续进行药物灌注,病人来诊要求手术。复查超声波发现肿瘤已缩小到直径只有 5 厘米,鉴于病人各项检查均较好,乃于第一次手术后的 14 个月进行二期切除,由于肿瘤已明显缩小,只需做肿瘤的局部切除,而无须做右半肝切除。切除的病理标本示肿瘤已基本坏死。病人恢复顺利,出院后不时中药调理。随访至2016 年 3 月(第一次手术后的 23 年),情况良好,此时病人已是耄耋之年的老者(89 岁)。

笔者点评:这是又一个中晚期肝癌病人"转败为胜"的故事。病人来诊之初,因肿瘤巨大、有失代偿肝硬化、肾功能也差、又是 66 岁老人,"敌强我弱"态势十分明显,如果不治疗,恐最多只能生存半年,而如今却生存 23 年,状况良好。

病人能转败为胜,关键是通过长时间的耐心治疗,如选择可耐受的"运动战",因为胃十二指肠动脉结扎同样可以导致大量肝癌组织的坏死,但比肝固有动脉结扎对肝功能的损害要小一些;以及多种多样的"游击战",这包括碘油栓塞、两种化疗药物灌注、两种免疫治疗和中医治疗,终于经过 14 个月的"集中兵力,摘弱的打",实现了变"敌强我弱"为"我强敌弱"。然而这还不是最终的胜利,因为"转败为胜"是通过二期切除的"阵地战"才达到的。当然,这位病人同样也是通过持久战而取胜的,如果没有耐心,这么大的肿瘤,最终取胜更难实现。

病人能转败为胜,笔者以为免疫治疗和中医治疗的作用不能忽视。因为在"集中兵力"中,不仅需要有能够消灭敌人的手段(动脉结扎、碘油栓塞、化疗灌注),也需要有强化自身的手段(免疫治疗和中医治疗的扶正),也需要有改善环境的手段(中医的清热解毒和活血化瘀,都已被证明有改善肿瘤微环境的炎症和缺氧的作用)。为此,"集中兵力"不能只关注杀癌武器,还

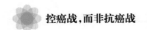

要兼顾强化机体和改善环境等方面，因为"消灭"与"改造"是相辅相成的。

"奇袭取胜"（例25）

在抗日战争中，我方通过游击战屡屡取胜，其奥秘就是毛泽东所说的"红军的作战一般是奇袭"。他还指出，在战略上是以少胜多，而在战术上则是以多胜少，这已经不是秘密，但何时这样做则是秘密。正如《孙子兵法》中的名言"以正合，以奇胜"，既要按章办事，又要出奇制胜。控癌战也不例外，既要按诊疗规范去做，又要不断创新。只按诊疗规范做，可能达到目前的先进水平，但要超越，则只有出奇招。至今，癌症仍远未被攻克，在强调按诊疗规范办事的同时，更要强调创新。

就控癌战而言，创新可以包括两种含义：一是"硬件"的创新，如发明新药、新技术等；二是"软件"的创新，如《孙子兵法》和毛泽东的《论持久战》，都属于软件方面的创新，控癌战中如何更有效运用各种控癌武器（"硬件"），亦即控癌战的战略战术，就属于"软件"创新的范畴。创新，如孙子所说"如环之无端"，是没有穷尽的。也是为了加深印象，下面再举一例（例25）。

1992年2月，一位45岁陈姓男病人来诊。病人因发热和右上腹痛，在外院超声波检查发现右肝有占位性病变，经穿刺活组织病理检查证实为肝细胞癌（即最常见的原发性肝癌），转到笔者医院。

由于诊断明确，应首先考虑手术，手术果然证实右肝有直径12厘米的大肿瘤。但病人同时有明显贫血，加上术前验血提示病人有乙型肝炎感染，手术中又看到肝硬化明显，估计病人难以耐受右半肝切除，所以只进行了肝固有动脉结扎和插管。术后自然也出现高热、多尿等症状，因为肝固有动脉结扎导致大量癌组织坏死，引起肾功能损害，经过支持疗法等总算恢复过来。不久便开始在动脉插管内灌注顺铂等两种化疗药物。

刚好这个时候笔者研究所和原中国科学院上海细胞生物研究所（现中国科学院上海生命科学研究院生物化学与细胞生物学研究所）合作，研制出一种肝癌导向治疗剂：^{131}I - Hepama - 1。Hepama - 1是一种对肝癌有亲和性的单克隆抗体，注入人体后，这种抗体好比导弹一样，较多地到达肝癌区，而较少到达正常肝组织。然后将可释放出 β 射线的放射性核素碘-131挂到这个抗体上,这就好比导弹挂上原子弹,可以较准确较有效地消灭肿瘤。果然,5个月后,肿瘤明显缩小。

1992年7月进行了第二次手术,将肿瘤切除。由于肿瘤已缩小,无须作右半肝切除,只做了肝脏的局部切除。切除的肿瘤标本经病理学检查,发现肿瘤区已基本坏死,提示此前的治疗有效。术后恢复顺利。不久病人便回到工作岗位,还不时服用中药调理。由于长期稳定,病人也没有按时复查。

病后21年,即2013年,复查发现右肝有多个肿瘤,融合成块,直径8厘米,不能切除,只能做经导管肝动脉内化疗栓塞(亦称介入治疗,即通过大腿根部的股动脉插管通到肝动脉,无须手术插管),然后经导管注入碘油和化疗药物。介入治疗后,又再作手术切除肿瘤,病理报告仍然是肝细胞癌。此时病人比较警惕,2014年又复发,发现肿瘤的直径只有2.5厘米,作射频消融即可将这样小的肿瘤杀灭。末次随访为2016年3月,即病后24年,病人无瘤生存。

笔者点评:这位病人,如果不治疗预期只能生存半年左右,而结果竟无瘤生存24年,又一次提示对中晚期肝癌的斗争是的的确确的"持久战"。24年间,经历了2次手术切除肿瘤的"阵地战"和1次射频消融消灭肿瘤的"阵地战",经历了肝动脉结扎、肝癌导向治疗和介入治疗的"运动战",经历了多种化疗导管内灌注和中医治疗等(恢复工作应该也可属于一种游击战)的"游击战"。前后所用疗法和药物达10种之多,用"过五关斩六将"来形容有过之而无不及。

针对这位病人的"持久战",有几点值得一提。

奇袭取胜:在所用的约10种疗法和药物中,有一种属于创新制剂,即肝癌导向治疗剂,即^{131}I - Hepama - 1。它所起的作用是消灭了更多的肿瘤,由于它的合并使用,以致在二期切除的手术标本中看到肿瘤已基本坏死(没有明显看到有残留肿瘤),也就是达到"歼灭战"的目的。按过去的经验,单纯用肝动脉结扎和导管内灌注化疗药物和栓塞剂,二期切除的标本虽然看到大量肿瘤坏死,但仍有残癌(仍然属于"消耗战")。这也是这位病人能在二期切除后生存24年之久的根本原因。这也提示只有尽可能多的消灭敌人的有生力量,才能有效地保存自己。这是"以正合,以奇胜"的结果,即既按常

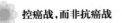

规办事，又出奇制胜。所用的奇招就是非常规的导向治疗剂。

在持久战中，游击战有战略意义：病人在 21 年后出现复发（也可能是肝脏长出的新病灶），由于未能在战术上重视，放松了定期复查，以致发现的肿瘤直径达 8 厘米，尽管也用了介入疗法和手术切除，1 年后又出现复发。然而这次病人吸取了教训，由于能抓紧复查，所以发现的复发灶直径只有 2.5 厘米，只需用射频消融便能消灭肿瘤而无须手术。由于肿瘤小，治疗的效果也较好，至少到 2016 年仍无再复发迹象。这位病人，又一次提示，控癌战是持久战，要警钟长鸣，千万不能粗心大意。当然所谓警钟长鸣，不是要绷紧神经，而是要做到"战略上藐视和战术上重视"。

在持久战中，游击战有战略意义：这位病人最初的全身状况并不太好，能经受这么多的治疗，"游击战"不能忽视，其中"恢复工作"和中医治疗有助改善全身状况，也许起一定作用。

"战略反攻"（例 26）

毛泽东在《论持久战》中指出，持久战有三个阶段：敌之战略进攻，敌之战略保守，我之战略反攻。他在《中国革命战争的战略问题》一文关于战略反攻中说："战胜绝对优势敌人的进攻，依靠于在战略退却阶段中所造成的、有利于我不利于敌、比较敌人开始进攻时起了变化的形势，而这种形势是由各种条件造成的。"对于一时不能切除的中晚期肝癌病人，能否"转败为胜"，最后是要看能否实施成功的"战略反攻"。而反攻时机的选择，以及反攻的第一个战斗能否大胜，是带有决定性的关键问题。为了说明问题，这里打算再举一例（例 26）。

1993 年 7 月，一位 38 岁江姓女病人来诊。病人主诉肝区胀痛，发现肝脏有占位性病变半个月。验血发现乙型肝炎表面抗原阳性，肝功能检查白、球蛋白比值为 1(36/35)，提示有乙型肝炎感染背景，并有明显肝硬化证据。超声波和 CT 检查发现右肝有巨大肿瘤，加上验血甲胎蛋白明显高于正常值，诊断为原发性肝癌无疑。

手术探查证实右肝有直径 15 厘米的巨大肿瘤，鉴于肿瘤巨大，且位于右肝，并有明显肝硬化，病人肯定无法耐受右半肝切除的"阵地战"，于是便改为右肝动脉结扎和插管的"运动战"和后来的"游击战"。由于肝动脉结扎后大量肿瘤的坏死,术后病人自然也出现几天的高热和多尿的肾功能一过性损害,肝功能也一度受损。经过对症和支持疗法,总算稳定下来。

　　病人全身情况恢复后,便开始在肝动脉插管内交替灌注三种化疗药物:5-氟尿嘧啶、顺铂和表阿霉素。此外,还注入了放射性核素[131]I碘油,这种制剂既可堵塞肿瘤的动脉血供,进一步促进肿瘤的坏死,又可通过能释放 β 射线的放射性核素碘-131 消灭肿瘤。术后 5 个月复查,超声波和 CT 均示肿瘤已明显缩小,甲胎蛋白也明显下降,但仍高于正常值,提示还有残癌。此时,病人肝肾功能正常,尤其是白蛋白、球蛋白比例(42/20)已恢复到正常值,全身情况也良好。

　　1993 年 12 月做二期手术(即缩小后切除),发现肿瘤已缩小至直径 6 厘米,顺利进行了右肝局部切除,病理报告为肝细胞癌。术后不久病人即恢复工作,并不时服用中药调理。二期手术后 3 年,曾一度出现甲胎蛋白微弱上升,发现肝脏有黄豆大肿物,用无水乙醇注入肿物内(无水乙醇可导致肿瘤的凝固性坏死),共注射 6 次。以后一直正常上班。末次随访为 2016 年 4 月,情况良好。

　　笔者点评:这位病人原先肿瘤巨大,肝功能情况也不很好,如果不做综合治疗使肿瘤缩小,并做缩小后切除,估计病人只能生存半年左右,而现在已生存 23 年。这是又一个中晚期肝癌病人通过持久战"转败为胜"的实例。笔者打算重点就如何决策进行战略反攻的问题讲点个人看法。

　　1995 年笔者等在《世界外科杂志》(*World J Surgery*)发表了《72 例不能切除肝癌的缩小后序贯切除后效果分析》的论文(图 19-3)。这篇文章大体上回答了"战略反攻"的有关问题。

　　战略反攻的条件:如上毛泽东所说:"战胜绝对优势敌人的进攻,依靠于在战略退却阶段中所造成的、有利于我不利于敌、比较敌人开始进攻时起了变化的形势。"对例 26 这位病人而言,也就是通过 5 个月的运动战和游击战,使原先直径 15 厘米的巨大肿瘤缩小到直径 6 厘米,从而使原先无法耐受右半肝切除变成能够耐受右肝局部切除。通过那篇文章的分析,发现三种治疗方法的联合应用,比两种治疗方法的联合应用效果要好,这表现在肿瘤有

World J. Surg. 19, 784–789, 1995

WORLD
Journal of
SURGERY
© 1995 by the Société
Internationale de Chirurgie

Cytoreduction and Sequential Resection for Surgically Verified Unresectable Hepatocellular Carcinoma: Evaluation with Analysis of 72 Patients

Zhao-You Tang, M.D., Ye-Qin Yu, M.D., Xin-Da Zhou, M.D., Zeng-Chen Ma, M.D., Ji-Zhen Lu, M.D., Zhi-Ying Lin, M.D., Kang-Da Liu, M.D., Sheng-Long Ye, M.D., Bing-Hui Yang, M.D., Hong-Wei Wang, M.D., Hui-Chuan Sun, M.D.

Liver Cancer Institute, Shanghai Medical University, 399 Ling Ling Road, Shanghai 200032, People's Republic of China

Abstract. The poor prognosis of hepatocellular carcinoma (HCC) was partly a result of the majority of unresectable HCCs in clinical patients. Fortunately, with the progress of regional cancer therapies and multimodality treatment, some of the localized unresectable HCCs were converted to resectable ones. During the period 1960–1994, 72 of the 663 patients with surgically verified unresectable HCCs have been converted to (TAE) or chemoembolization (TACE), radiotherapy, some regional cancer therapies, etc., have effectively prolonged survival of unresectable HCC, but curative result was rarely encountered. In recent years, with the progress of regional cancer therapies, multimodality combination and sequential treatment, and chang-

论文题目为：《72例不能切除肝癌缩小后序贯切除后效果分析》，这篇文章大体上回答了"战略反攻"的有关问题。

图 19-3 在《世界外科杂志》发表的论文

三联治疗的二期切除比例最高	
	二期切除比例和例数
肝动脉结扎+插管化疗+导向内放射	35.1% (33/94)
肝动脉结扎+插管化疗+外放射	17.6% (9/51)
肝动脉结扎+插管化疗	14.6% (28/192)
肝动脉结扎或插管化疗	0.8% (1/119)
冷冻或无水酒精或激光	0.9% (1/107)

图 19-4 三联治疗的二期切除比例最高

效缩小的比例要多一些，从而获得二期切除的比例也多；而单纯应用一种方法治疗的没有看到肿瘤缩小，从而也没有获得二期切除（图 19-4）。

笔者在 1995 年同样发表在《世界外科杂志》（*World J Surgery*）的另一篇文章，总结了手术证实不能切除肝癌缩小后切除的手术指征有三：一是肿瘤明显缩小至原先直径的 50% 左右（例如例 26 这位病人，原先肿瘤直径为 15 厘米，那就需要缩小到直径 7.5 厘米左右），在甲胎蛋白阳性的病人还要伴有甲胎蛋白的明显下降（从另一个侧面验证大量癌细胞死亡）；二是白蛋白、球蛋白比例已恢复到正常值（因肝动脉结扎和插管后常伴有肝功能损害，表现为白蛋白、球蛋白比例倒置）；三是超声波或 CT 检查提示肿瘤切除在技术上是可行的（如果肿瘤仍包绕了肝内的重要管道，则切除困难）。这三点实际上提示病人与肿瘤的比势和最开始的状况已有明显变化，即毛泽东所说的"依靠于在战略退却阶段中所造成的、有利于我不利于敌、比较敌人开始进攻时起了变化的形势"。而这几点正是二期切除能够取胜的保证，三点缺一不可。例 26 这位病人完全符合了这三个条件。

战略反攻的时机：根据对大量病例的统计,病人从第一次肝动脉结扎插管手术到二期切除手术的中位时间是 5 个月,个别病人也有长到一年多的。二期手术时机过早,肿瘤没有明显缩小,或肝功能没有完全恢复,二期切除便要冒失败的风险,达不到"首战必胜"的目的;反之,二期手术时机过晚,已缩小的肿瘤又可能重新增大,从而失去最佳的时机。因为通常各种消灭肿瘤疗法都难以百分百消灭肿瘤,一旦治疗停止,常常在半年后残癌又卷土重来。总之,这位例 26 病人所以能够"转败为胜"并生存 23 年以上,是因为通过"运动战"和"游击战",创造了反攻的条件,并抓住了合适的反攻时机的结果。

"人民战争"与"统一战线"(例 27)

毛泽东在《论持久战》一文关于"民兵是胜利之本"一节中,有几句话很值得思考:中国要战胜日本帝国主义的三个条件之一,就是"中国抗日统一战线的完成";又说"抗日民族统一战线是全军全民的统一战线";还说"战争的伟力之最深厚的根源,存在于民众之中"。纵观百余年的抗癌战,绝大多数的注意力几乎都集中在发展抗癌利器(武器)方面,而很少关注如何调动病人机体的主观能动性,以及调动各种看不上眼的"游击战"的战法。《黄帝内经》也早有"正气存内,邪不可干"的说法,提示在与疾病斗争中强化机体的重要,而"正气存内"绝不是只用一种办法便能达到的。为了加深印象,笔者不厌其烦再举一例(例 27)。

1991 年 10 月,一位 38 岁马姓男病人从贵州到上海来诊。病人在养鸡场工作,主诉上腹胀痛两月余,当地超声波检查发现左肝有巨大肿瘤。笔者医院检查,病人上腹部确有隆起的硬块,超声波和 CT 均证实左肝有直径 13 厘米的肿瘤。化验检查发现病人有乙型肝炎病毒感染证据,肝功能检查球蛋白高于正常,白蛋白、球蛋白比例异常,提示有肝硬化表现。验血发现甲胎蛋白呈强阳性,诊断为原发性肝癌应无疑问。

鉴于病人一般情况尚可,决定手术探查。手术证实左肝巨大肿瘤,作术切除,但左肝静脉内发现癌栓(癌已侵入血管中,这根血管是从左肝回到下腔静脉的大血管，表明已有癌转移到全身的可能）。为了尽可能多消灭肿瘤，又将左肝静脉切开，将癌栓摘除。这样的手术属于癌未彻底切除的"姑息性切除"，预后极差。病人出院后不久便恢复工作，只是不参加重体力劳动，并经常服用中药。

我们定期去信、去电随访，以为病人很快会出现复发或癌转移。然而出乎意料，每次反馈，病人都说"我很好"，看来心情不错，还说体重增加了 20 千克。末次随访为 2016 年 3 月，此时病人已生存 24 年。

笔者点评：首先说一下肝癌"姑息性切除"（肉眼看到肿瘤没有切除干净）的后果。根据笔者研究所曾做肝癌姑息性切除 5 610 位病人的随访结果，这些病人中 5 年内七成以上会出现复发或癌转移，能生存 10 年以上的只有不到 1/5。而这位病人生存 24 年，应属佼佼者。诚然，影响肝癌预后的因素很多，但这位"偶然"的病人还是值得分析。

从上述简单的病史材料看，病人手术后并没有用放疗或化疗，也没有用其他进一步消灭肿瘤的疗法。照理，仅仅通过手术将左肝静脉内的癌栓摘除，不可能百分百将癌细胞清除掉。前面笔者曾经说过，癌的遗传特性很重要，如果原先恶性程度不高，术后不用什么治疗也可能长期生存。然而这位病人的肝癌已侵入大的血管，说明癌的恶性程度很高。

那么只有几样东西可能帮助病人取得最后的胜利：一是恢复适度劳动（病人不参加重劳动）；二是服用中药；三是对自身的疾病并不过分担忧。

前面说过，适度游泳可使神经递质多巴胺升高，从而可提高免疫功能，还可直接抑制残癌，相信适度劳动也可能有类似结果。此外，中药如辨证论治得当，也可能通过长期微弱的改善炎症，改善缺氧（如"松友饮"有一定改善肿瘤微环境的作用），使少量残癌细胞改邪归正（如"松友饮"有一定下调肝癌干细胞样细胞标志的作用，使残癌恶性程度降低），以及提高机体免疫功能的作用（如"松友饮"也有一定提高免疫功能的作用）。

至于精神的作用，虽至今仍难以量化表述，但笔者以为仍不容忽视。前面说过，心理社会因素可调控癌细胞基因组的演变（前文图 5－1）。《黄帝内经》中的《灵枢·本藏》对于精神因素有这样描述："志意和则精神专直，魂魄不散，悔怒不起，五脏不受邪矣。"这位病人虽然肯定还有少量残癌，但随访时病人都说"我很好",还说体重增加了 20 千克,可谓"心宽体胖",如果神经一直绷紧,肯定胖不起来。而所有这些,可能使残癌长期处于受控状态。为此,贯彻毛泽东"人民战争"与"统一战线"思想,在持久的控癌战中是值得重视的,也许这正是"战争的伟力之最深厚的根源,存在于民众之中"。

20. 中晚期"转败为胜"病人值得关注的"共性"

既然毛泽东说过:"矛盾的普遍性即寓于矛盾的特殊性之中。"上一节,笔者列举了 8 位生存 20 年以上的肝癌病人,目的是说中晚期癌症病人"转败为胜"而长期生存是可能的,为此不到最后决不言败。同时,还打算归纳一下这 8 位病人之所以能"转败为胜"可能存在的"共性",换言之,这些"偶然"的病例,是否可能总结出一些"必然"来。

"转败为胜"前提是有回旋余地

正如毛泽东在分析抗日战争时,认为中国可能通过持久战而最后"转败为胜",其背景是中国是大而弱的国家,有很大的回旋余地;如果中国是小而弱的国家就没有这种可能。同理,如果病人五脏六腑都不好,已病入膏肓,又患了中晚期癌症,就没有可能打持久战,从而也没有"转败为胜"的可能。上述 8 位病人中,个别病人没有肝硬化,当然就有条件与癌周旋。其余病人虽有乙型肝炎病毒感染的背景,也有不同程度的肝硬化,但肝硬化都没有到"失代偿"的程度,所以才有可能进行"持久战"。

为此,无论生病与否,平时注意生活方式,保持一定的健康水平,到了"战时"便体会到其重要性。如《素问·上古天真论篇》所说"食饮有节,起居有常,不妄作劳,故能形与神俱"。或者如同笔者所说"两动两通,保持身心的动与静",即动体动脑,保持二便和血脉通畅,泰然处事,劳逸适度,少计得失。当然戒烟、避免酗酒和减少感染也很重要。

"持久战"是 8 位病人所共有的

换言之，这 8 位病人之所以能生存 20 年以上，并不是通过"一榔头"的治疗就取得的，上述多数病人确都经历了持久战的过程。其中如例 27 的病人，似乎只是通过一次手术便能生存 24 年。然而仔细分析便不难看出，这位病人如果没有贯彻"人民战争"和"统一战线"的思想，亦即持久的"适度劳动""中医治疗"和"心情舒畅"，在伴有肝静脉癌栓的姑息性切除后，能够长期生存而不复发也是很少的。尤其是有些病人在几年甚至十几年后还出现复发或新的肝癌，如果没有持久战的思想准备，就不能获得早期发现早期治疗而继续生存。

"持久战"的三个阶段也是多数病人所共有的

所谓持久战的三个阶段，即：第一阶段，敌之战略进攻，我之战略防御；第二阶段，敌之战略防守，我之准备反攻；和第三阶段，我之战略反攻，敌之战略退却。尤其是其中 5 位病人，开始不能切除肿瘤，而采用综合治疗，待肿瘤明显缩小后再行二期切除，非常明显地反映了持久战的三个阶段。如果不能正确认识所处的阶段，而采取错误的决策，例如在敌强我弱态势下，采取"敌进我进"的方针，便会导致失败，这在前面也是有例子的。笔者以为，三个阶段中的战略反攻是"转败为胜"的重要关键，如果以为肿瘤缩小便心满意足而维持现状，将失去最好的消灭肿瘤时机而导致失败。

多种疗法的联合和序贯应用也是取胜的重要因素

如果将免疫治疗、中医治疗、正确的生活方式等不被重视的方面也包括在内，则这 8 位病人中，影响预后有关的治疗因素将不下 10 种。多种以消灭肿瘤为目标的疗法的联合与序贯应用，自然为大家所认可。而笔者想强调的是一些新疗法的应用，如^{131}I - Hepama - 1 和^{131}I - 碘油，虽然其单一的治疗也未能根治肿瘤，然而这些新疗法增强了消灭肿瘤的力度，从而使肿瘤能够缩小到可被切除的程度。

在综合治疗中，笔者以为"消灭 + 改造"的综合治疗可能比"消灭 + 消灭"的综合治疗更为重要。然而笔者更想强调的是那些不被重视的"小打小闹"(游击战),包括中医治疗、精神状态、适度运动等。也许这好比一个溺水者,差一步便可到岸,此时如果有人轻轻推他一把便能获救,如果没有,溺水者便死亡。这也是毛泽东所以强调"游击战"和"建立根据地"在持久战中的重要作用。

只有消灭(和改造)敌人,才能有效保存自己

上一节中 8 位病人之所以能长期生存,根本的一条原因仍然是尽可能多地消灭和改造敌人。毛泽东说"进攻是消灭敌人的唯一手段,也是保存自己的主要手段",为此消灭肿瘤是不可或缺的。如果承认控癌战是持久战,那么阵地战、运动战和游击战便是消灭敌人的主要方式。这 8 位病人之所以取胜,笔者以为主要是能够主动、灵活和有针对性地运用这三种战争形式,而不是一味强攻。对能够切除的肿瘤,采取阵地战的战法快速消灭肿瘤,切除后再采取不同的"游击战"(包括改造残癌、改造微环境和改造机体等的控癌办法)形式去巩固疗效。对一时不能切除的肿瘤,则采取运动战和游击战的战法,去缓慢、逐步、有效地改变机体与肿瘤的比势;等待时机再用阵地战形式消灭它;消灭后仍需继续用游击战的战法去巩固疗效。

为此,如何消灭敌人,如何保存自己,是一门艺术。高明的医者,可以变出不同的奇招,如孙子所说"奇正相生,如环之无端",这种奇招是无穷尽的。

四、《论持久战》对临床控癌战的启迪

毛泽东的军事思想,有着深厚的理论,继承并发展了《孙子兵法》。尤其值得一提的是,这些理论经过了古今中外大量和长期的实践验证,而不是纸上谈兵。尤其是《论持久战》,更适合作为在"敌强我弱"态势下如何取胜的有力参考。现在面对的临床癌症,即已有症状的癌症病人,在可预见的未来,因为不可能进行全民的监测和筛查,仍将是一个现实的问题。这些病人,大多是癌与机体的比势处于"敌强我弱"的态势。为此,如何"反败为胜",《论持久战》就很值得参考。即使较早期的病人,尽管机体与癌的比势并不太悬殊,然而癌在发展,提示病人已开始处于"敌强我弱"的态势,毛泽东的《论持久战》仍然有用。

结合控癌战的需求,笔者认为,在毛泽东的军事思想中,有以下几点很值得在控癌战的科学研究中参考。

(1)毛泽东重视战略研究,强调胜负还取决于主观指导的能力,倡导人民战争思想和统一战线策略,重视游击战略和持久战略。为此,控癌战也同样要重视战略研究。

(2)毛泽东重申"知己知彼,百战不殆",强调孙子指出的摸清情况是取胜的前提。为此,控癌战的正确决策,同样要首先摸清病人情况、癌的情况,以及其他相关的情况。

(3)毛泽东辩证地指出"在战略上藐视敌人,在战术上重视敌人",为此,控癌战既要重视精神上压倒敌人的气概,但又不忽视细节,细节常决定成败。

(4)毛泽东辩证地处理战争中人与物的关系,认为"决定战争胜负的决定因素是人,不是物"。为此,控癌战在重视杀癌利器研究的同时,也要加强软实力的建设。

(5)毛泽东辩证地处理战略与战术的关系,强调"战略的持久战和战役的速决战",指出"在战略上要以一当十,在战术上要以十当一"。这些原则对控癌战而言也不例外。

（6）毛泽东指出敌强我弱态势下战争的持久和反复,提出"围剿"和反"围剿"的长期反复;提出"围剿"的两个阶段论,即敌之进攻对我防御、我之防御对敌进攻,和敌之防御对我进攻、我之进攻对敌防御。为此,控癌战是持久战,而不是"一榔头"就能解决的,需要有长远的计划,以及应对各种反复的思想准备。

（7）毛泽东批判"只重战略进攻,反对战略防御"的思想,强调"战略退却是战略防御的继续",提倡"弱者先让一步,后发制人","承认积极防御,反对消极防御"。控癌战也同样要强调因人、因时、因条件而灵活应对,切忌盲目攻癌或消极等待。

（8）毛泽东十分强调首战必胜的原则,不打无把握之仗,尤其是影响全局的第一仗"必须打胜"。控癌战的首战同样是整个战争胜败的关键,要慎之又慎,务求必胜。

（9）毛泽东强调集中兵力的原则,"集中兵力,拣弱的打",即使在敌对我的大"围剿"中,也可变为我对敌的许多小"围剿";将战略上处于强者的敌军,变为在战役上处于弱者。特别指出,主要的作战方向,在同一个时间内,只应有一个。这一点理论上容易认同,而在实践上,尤其在癌症的科学研究上常被忽略而败北。

（10）毛泽东强调歼灭战,伤其十指不如断其一指。在控癌战上,也同样要强调每项治疗都要有力、有效,切忌既未有效控癌,又导致癌的反跳。毛泽东也同样强调"奇袭取胜",而在当前控癌战中,强调诊疗规范较多,而强调"出奇制胜"较少。换言之,过分强调"以正合",而忽视"以奇胜",等等。

确实,上面这10个方面,都应是在癌症防控中可供参考的。有些在前面已经论述,下面只打算讨论控癌战中几个重点问题。

21. 要重视控癌战的战略研究

2012年,世界最有名的肿瘤学家 DeVita 和 Rosenberg(他们曾主编过多版《癌症—肿瘤学的理论与实践》专著），联名在《新英格兰医学杂志》（*New Engl J Med*）发表了题为《癌症研究200年》的综述类文章（图21-1）。我们不妨将其引言中的一段大意翻译成中文：

The NEW ENGLAND JOURNAL *of* MEDICINE

2CNEJM ANNIVERSARY ARTICLE

Two Hundred Years of Cancer Research

Vincent T. DeVita, Jr., M.D., and Steven A. Rosenberg, M.D., Ph.D.

IN THE 200 YEARS SINCE THE *NEW ENGLAND JOURNAL OF MEDICINE* WAS FOUNDED, cancer has gone from a black box to a blueprint. During the first century of the *Journal*'s publication, medical practitioners could observe tumors, weigh them, and measure them but had few tools to examine the workings within the cancer cell. A few astute observers were ahead of their time, including Rudolf Virchow, who with the benefit of a microscope deduced the cellular origin of cancer in 1863,[1] and Stephen Paget, who in 1889 wisely mused about the seed-and-soil hypothesis of metastatic disease,[2] a theory that is coming into its own today (Table 1). Other key advances were the discovery of a viral cause of avian cancer by Peyton Rous in 1911[3] and the proposal by Theodor Boveri in 1914 that cancer can be triggered by chromosomal mutations.[4]

图 21-1 《癌症研究二百年》（学术综述）

新英格兰医学杂志创刊200年之际，癌症已从"黑箱"变成"蓝图"。杂志问世的第一个世纪，人们只看到肿瘤的大小和重量，但无法知道癌细胞内部发生了什么。1863年Virchow等通过显微镜发现了癌的细胞起源，1889年Paget提出了癌转移的"种子与土壤"学说，1911年Rous发现病毒致癌，1914年Boveri提出癌可因染色体突变而引发。然而"黑箱"并未真正打开，直到1944年Avery发现细胞信息传递是通过脱氧核糖核酸（DNA），并导致1953年Watson和Crick发现DNA的双螺旋结构。确实，这些发现奠定了现代肿瘤学的科学基础。后来一系列发现，基本上是沿着这个微观的思路深入的（图21-2）。直到21世纪初，人们的视野开始由癌细胞扩展到癌的微环境，并注意到癌与微环境的互动。

讲到癌症的治疗，实际上也是基于消灭显微镜下看到的癌细胞。立头功的是外科治疗。追索历史，1809年McDowell在无麻醉下切除卵巢肿瘤。后来麻醉的应用使肿瘤外科得以顺利开展，1894年Halsted的乳腺癌根治

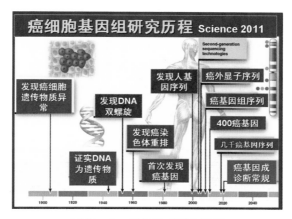

图 21-2 癌的微观研究历程

术(整个乳房和周边的淋巴结大块切除)便是其中的代表。后来人们发现较小的手术,加上放化疗也可获得相仿的结果。1928 年发现放疗可治愈头颈部癌便是放疗的里程碑事件,后来随着技术发展出现的精确放疗,就是更多杀灭肿瘤而较少损害机体(仍然旨在消灭肿瘤)。但人们发现无论手术或放疗,或二者的结合,也只能治愈 1/3 的癌症。这就导致后来化疗的出现(它同样是旨在消灭肿瘤)。2006 年 Druker 等发现针对某一特定分子的伊马替尼(imatinib),有助一种类型慢性白血病的治疗,这便是最新的分子靶向治疗(然而分子靶向治疗的大多数仍以消灭癌细胞为主要目标)。

当然这两位肿瘤学家也讲到癌症的免疫治疗。例如 1976 年白介素-2(Interleukin-2,IL-2)的出现,导致寻找促进细胞免疫的热潮,IL-2 成为治疗肾癌和黑色素瘤转移的药物;2010 年又发现伊匹单抗(Ipilimumab)有效治疗转移性黑色素瘤;等等。从而使免疫治疗成为除手术、放化疗外对付癌症的又一治疗手段。

值得一提的是,这篇文章指出,癌症的相对生存率已从 1953 年的 35%、1975 年的 50%,提高到 2005 年的 68%(这些都是美国的数据)。总之,以消灭肿瘤为主要目标的一个多世纪的抗癌战,当然功不可没。

尼克松的遗憾和奥巴马的雄心

2011 年美国《科学》(*Science*)杂志刊出了"向癌宣战 40 年"的专辑。这个专辑记载了 1971 年 12 月，时任美国总统尼克松签署了《国家癌症法》，大规模增加了癌症研究经费，制定了国家癌症研究计划，发出了对癌症宣战的号角。40 年间美国对癌症防治与研究投入了 900 亿美元。结果有喜有忧，喜者美国部分癌症发生率与死亡率已开始下降，忧者癌症至今仍为美国和世界人口死亡的主要疾病（图 21 - 3）。

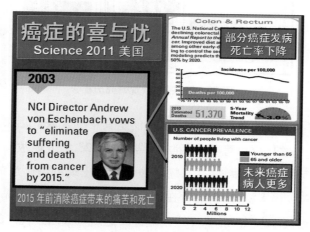

图 21 - 3 美国癌症研究 40 年的喜与忧

应该说，这 40 年美国癌症研究所取得的成果，如果简单报一下部分流水账，也很可观：沿用至今的干扰素（一种细胞因子）和三苯氧胺（Tamoxifen，抗雌激素治疗剂，主要用于乳腺癌）便是 1978 年美国食品药品监督管理局（FDA）批准的；1983 年建立了免疫缺陷小鼠，用它建立的模型，使人癌实验研究成为可能，也沿用至今；1989 年的诺贝尔奖表彰了第一个原癌基因的发现者；1992 年 FDA 批准紫杉醇（Taxol，来自植物的抗癌药）治疗乳腺癌；1998 年 FDA 批准赫赛汀（Herceptin，一种单克隆抗体药物、分子靶向治疗剂曲妥珠单抗）治疗 HER2 这个分子阳性的乳腺癌；2005 年美国国立卫生研究院（NIH）启动了癌症基因组计划；等等，都在癌症研究与治疗上写下浓厚的一笔。

然而，如果尼克松看到 2014 年《柳叶刀》（*Lancet*）的这篇文章（图 21 - 4），一定会感到沮丧，因为这篇文章的结论是"40 年的抗癌战并未取得成功"。这篇文章认为,抗癌战需要反思,从而提出需要全方位的新视野,包括个体化、综合和动态治疗。也许这正是问题的核心所在。笔者以为,40年的抗癌战成绩肯定,但未全胜,问题出在基于对癌症认识基础上的战略研究缺失。

> 40年的抗癌战成绩肯定,但未全胜,问题出在基于对癌症认识基础上的战略研究缺失。

图 21-4　抗癌战 40 年并未取得成功

据 2011 年《科学时报》的一篇文章报道: 后来成为美国总统的奥巴马(2008 年 11 月 4 日至 2017 年 1 月 20 日在任),他的母亲 1995 年死于卵巢癌。奥巴马上任后,便增加了癌症研究的经费,2009 年奥巴马为美国国家卫生研究院(NIH)拨款 100 亿美元,其中大部分用于癌症研究。这一年还修改了 1971 年的"国家癌症法",使更多癌症患者获得预防和早期发现的机会。同年又拨款 10 亿元用于癌症的基因和靶向治疗等研究。可以看到,美国在最近的几十年,不断强化了对癌症研究的投入。

2015 年,奥巴马提出了"精准医学"计划,而癌症便是这个计划的一个重点,其核心是癌症的个体化基因组研究(图 21-5)。顾健人院士曾为此发表文章,大意说: 推动精准医学,实现治愈癌症的理想,是美好的愿望。但

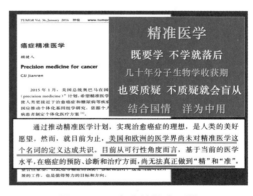

图 21-5　癌症的精准医学

美国和欧洲医学界尚未对精准医学的定义达成共识；就可行性来说，基于当前的医学水平，在癌症的预防、诊断和治疗方面，尚无法真正做到"精"和"准"。2015 年《癌细胞》(*Cancer Cell*)的一篇文章(前面图 17－4)说：基于基因靶向的精准医学，因肿瘤的异质性而受限。加上"癌症是一个移动的靶"(Komarova NL. Cancer：A moving target. *Nature*，2015)，使"精准"更为困难。

笔者对此的态度是：对于"精准医学"，既要学，不学就要落后，因为这是几十年分子生物学研究的收获，但也要质疑，不质疑，就会盲从，需要结合国情，结合中国思维，洋为中用。

控癌战的战略研究首先取决于对癌的认识

毛泽东在《矛盾论》中说，"不同质的矛盾，只有用不同质的方法才能解决"；毛泽东又说，"一个大的事物，在其发展过程中，包含着许多的矛盾"；毛泽东还说，"矛盾和斗争是普遍的、绝对的，但解决矛盾的方法，即斗争的形式，则因矛盾的性质不同而不相同"。

笔者以为，对付癌症首先要弄清机体与癌的矛盾是属于什么性质的矛盾，是外敌入侵的矛盾，还是机体内乱引起的矛盾；在癌症不同的时期，是否存在不同的矛盾；与癌斗争的形式，是否需要根据矛盾的性质而异；等等。一言以蔽之，过去近 200 年，对付癌症自始至终采取"消灭"的办法是否值得反思。

关于对癌的认识，从不同角度可以有不同的看法。为了便于阅读，简单重复一下很有必要。从分子生物学角度看癌，则"恶性肿瘤基本上是一种遗传性疾病"；从胚胎发育的角度看癌，肿瘤的发生和胚胎发生非常相似；干细胞不对称分裂可能导致癌变[Wodarz 等，《细胞》(*Cell*)，2006]；从代谢的角度看癌，癌与酸性有关[Devkota 和 Turnbaugh. 癌症：酸性联系.《自然》(*Nature*)，2013]；癌症是代谢蜕变。

如果从癌的特征角度来看，Hanahan 和 Weinberg[《细胞》(*Cell*)，2000]曾提出癌症的 6 大标志：失控的自身复制，诱导血管生成，抵抗细胞死亡，持续增殖信号转导，逃避生长抑制因子，以及激活侵袭转移。后来有人认为还应加一条"癌相关炎症",因炎症微环境是促癌转移的重要因素[Mantovani.《自然》(*Nature*),2009],与"基因组不稳定和突变"一起,炎症被认为是潜在的促成肿瘤各标志形成的基础。此外,最近新发现两个标志,就是"肿瘤的能量代谢方式的改变"和"对免疫损伤的逃避",这样就形成了肿瘤的十大标志[Hanahan 和 Weinberg.《细胞》(*Cell*),2011]。新增加的两个标志反映了西方已逐步间接注意到患癌症宿主全身性作用的重要。笔者以为,机体免疫与代谢是影响癌细胞这两项新标志的重要根源,微环境则是机体影响癌细胞的桥梁。

笔者综合癌症临床观察、实验研究和文献进展,对于癌症逐步形成如下认识,如果用一句简单的话语来概括,就是:癌症是内外环境失衡引起的机体内乱,以部分细胞遗传特性明显改变为特征,是多因素引起、多基因参与、多阶段形成的,全身性、慢性和动态变化的疾病。

所谓"内环境失衡",笔者以为至少包括神经系统、免疫系统、内分泌系统、代谢和遗传等方面的失衡。"外环境失衡"主要是环境致癌物(物理、化学和生物等)。而不良生活方式(吸烟、酗酒、偏食、缺少运动等)可以导致内外环境失衡。现在大家多关心空气、水和食品等环境污染,而较少关注"内失衡",而实际上常常是外因通过内因而起作用。

所谓"机体内乱",就是不同于传染病的外界病原体入侵,而是机体本身出了问题,因为癌细胞是由正常细胞变来的,不是外来的。这就好比抗日战争和解放战争是不同的,前者是侵略,后者是内战。性质不同,对策也异。前者主要是消灭入侵之敌;后者则既要消灭主要的敌人,也要劝降处于劣势之残敌。

所谓"部分细胞遗传特性明显改变为特征",近年还发现,除癌细胞有明显遗传特性改变外,癌所处微环境的相关细胞也有遗传特性的改变,主要是免疫炎症相关的改变,血管生成相关的改变,以及细胞外基质和基质细胞等改变。而这些微环境相关的改变又与癌细胞的改变狼狈为奸,相互影响。

所谓"多因素引起",不仅不同癌症的主要病因因素不同;而且即使相同的癌症,不同地区、不同个体的病因因素也不完全相同。这就导致不同癌症个体,癌症基因组的千变万化。

所谓"多基因参与"，例如肝癌转移相关的基因就至少有 153 个（Ye 等.《自然-医学》(*Nat Med*)，2003），而不是少数几个。这样，理论上使用当前只针对少数几个基因的分子靶向治疗剂，是难以完全解决问题的。

所谓"多阶段形成"，从病理学的角度就有不同的表述，如癌前期病变、原位癌、侵袭性癌。顾名思义，这不同的阶段，其基因组显然是不完全相同的。

所谓"全身性病变"，是因为发现局部细胞癌变还和全身的神经（由神经纤维和神经递质介导）、免疫、内分泌、代谢等混乱密切相关。如前所述，近代发现应激、过劳、免疫功能低下、内分泌混乱、代谢失衡（糖尿病、肥胖等）在癌症的发生发展过程中起重要作用。

所谓"慢性病变"，是因为癌症不同于多数起病急的传染病，它的发生发展需要几年、十几年乃至几十年。

所谓"动态变化"的病症，是因为：随着癌症由原位癌发展为侵袭性癌，癌细胞的遗传特性也由"无转移潜能"变为"有转移潜能"，癌的进展过程（progression）中有转移潜能的细胞也进一步增多；在治疗过程中，尤其是应用"消灭肿瘤疗法"，通过克隆筛选、炎症、缺氧、免疫功能低下等因素，未被消灭的残余癌细胞，其转移潜能增强，其遗传特性也随之改变。反之，采用分化诱导的治疗，癌细胞通过分化，其转移潜能降低，细胞的遗传特性也随之改变；社会心理因素也可改变基因组的演变。

笔者还以为，从哲学的角度，矛盾的双方既相互依存，又相互转化；正常细胞既然可以变成癌细胞，癌细胞也应该可能变回正常细胞（分化诱导，改邪归正）；癌症的"不治"也可能向"可治"转化。

控癌战战略研究的重要性

毛泽东在《矛盾论》中说，"两军相争，一胜一败，所以胜败，皆决于内因"；"胜者或因其强，或因其指挥无误，败者或因其弱，或因其指挥失宜"。也许我们真的可以从毛泽东的《矛盾论》重新认识癌症。

"癌症"顾名思义就是机体内出现了癌，机体与癌是互相对立又互相依存的两个方面。癌杀死了病人，癌也不复存在；机体战胜了癌，癌症就不复存在。毛泽东说"事情不是矛盾双方相互依存就完了,更重要的,还在于矛盾着的事物的相互转化"。对中晚期病人而言,我们的任务就是,如何使机体与癌的力量对比,由"敌强我弱"转化为"我强敌弱",其目的就是最终使"癌症"消亡或受控(与癌共存或带瘤生存)。

毛泽东说:"形而上学不是把对立的事物当作生动的、有条件的、可变动的、相互转化的东西去看,而是当作死的、凝固的东西去看。"为此,过去长期认为癌症是"绝症",是"不治之症",看来应该属于形而上学的观点。那么问题是如何才能促进其向有利于机体方面的转化。

毛泽东在《矛盾论》中说:"事物内部的矛盾性是事物发展的根本原因,一事物和他事物的互相联系和互相影响,则是事物发展的第二位原因。"又说:"外因是变化的条件,内因是变化的根据,外因通过内因而起作用。"

我们不妨再用下象棋作为例子。一开始,双方都有车、马、炮等,棋子相等,换言之,武器和兵力相当,即硬件(硬实力)相当。而最终为什么有胜、有败、有和?这是因为棋艺有高低。这里说的棋艺,就是软件(软实力),就是战略战术。正如孙子所说"以正合,以奇胜":双方下棋都按规则走棋,这就是"以正合",如果不按规则走棋,这盘棋就无法下。然而取胜则是"出奇制胜",就是既按规则又让对方想不到的走棋。

纵观近两百年的抗癌战,基于认为癌如同入侵之敌(对抗性矛盾),只有消灭才能解决问题,而消灭就需要武器,所以主要精力都放在研究杀癌利器方面,如根治性手术、超根治手术、放射治疗、精准放疗、化学治疗和局部治疗等。最新的分子靶向治疗,也主要是以消灭肿瘤为目标的。

然而,尽管杀癌利器不少,但为何癌症仍远未被攻克?笔者以为,两方面的问题很重要:一是对癌症的认识,如果比作外敌入侵,那只有消灭才能解决问题;而实际上,癌症是机体的"内乱",因为癌细胞是从正常细胞变来的。为此,不单单是对抗性矛盾,还有非对抗性矛盾。如同犯罪,有轻有重,光有死刑不够,还需要有徒刑。重的可判死刑,轻的只能判徒刑(徒刑又有几年、几十年乃至无期徒刑之别)。换言之,对付癌症,光消灭不够,还需要有改造的手段。二是对付癌症只重视杀癌利器的研究,而缺少如何更好运用这些杀癌利器的研究,包括这些杀癌利器的联合与序贯应用等问题。

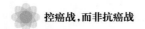

22. 控癌战战略是一个复杂、动态的系统工程

毛泽东在抗日战争时期，分析了国内外复杂的形势，制定了《论持久战》的战略方针，并最终取胜。应该说。取胜是一个复杂的、动态的系统工程的结果，而不是"毕其功于一役"的结果。这个复杂的系统工程，包括了硬件和软件的建设。例如：持久战三个阶段的对策（动态的），游击战、运动战与阵地战的组织与配合，根据地的建设，民兵是胜利治本的理念和组织，等等。笔者以为，其中如游击战的十六字方针便属于软件建设，而根据地的实施属于硬件建设。

同理，如果承认"癌症是内外环境失衡引起的机体内乱，以部分细胞遗传特性明显改变为特征，是多因素引起、多基因参与、多阶段形成的，全身性、慢性和动态变化的疾病"，那么，控癌战将是一个复杂的和动态的系统工程。

控癌战系统工程的主要内涵

如果就事论事，针对上述对癌症的认识，那么控癌战的系统工程应该考虑下面这些方面。

针对"内环境失衡"，研究神经系统干预、免疫系统干预、内分泌系统干预和代谢干预，这些都已在前面论游击战战法中提到。当然还可研究改变遗传方面问题的可能性。

针对"外环境失衡"，研究包括国家层面改善环境的举措，以及个人生活方式的改善（包括尽量避免各种致癌物，例如新居污染的避免，减少炎症等），尤其是纠正不良生活方式（吸烟、酗酒、偏食、缺少运动、手机过用等）。

针对"机体内乱"的认识，控癌既要用解决对抗性矛盾的措施，也要有解决非对抗性矛盾的办法。简言之，既要消灭主要的叛乱，又要劝降和改造处于劣势的敌对分子。就是以"消灭与改造并举的方针"补充"斩尽杀绝的方针"。

针对"部分细胞遗传特性明显改变为特征"。这里说的"部分",不仅指肿瘤,还包括肿瘤的微环境。就是说,癌症防治措施,除针对癌细胞遗传特性改变,可用分化诱导治疗等外;还要针对癌的微环境,如前文图 13－1 所说"肿瘤微环境异质性影响疗效"。其中炎症与癌症的关系,特别是与癌转移的关系受到更大的关注(前文图 13－3)。实际上,目前西医的抗炎剂,和中医的"清热解毒"治则,都基本上是针对改善炎症微环境的。微环境的改善还包括改善缺氧微环境,如西医的一些抗凝剂如肝素、华法林、硫酸氢氯吡格雷片(波立维)等,和血管内皮正常化的研究,以及中医的"活血化瘀"治则等,也可能有这方面的作用。当前微环境的干预,已深入到微环境代谢竞争的研究,因为微环境代谢竞争导致癌进展[Chang 等.《细胞》(*Cell*),2015]。

针对"多因素引起",需要探讨不同癌症、不同地区、不同个体的可能病因因素,才能制定出有针对性的综合防治措施。例如 20 世纪 70 年代,针对江苏启东肝癌的流行病学调查,提出"改水、防霉、防肝炎"的七字预防方针,就是例证。然而这个七字方针显然不完全适用于南欧肝癌的预防,因为那里肝癌的病因因素不完全相同。

针对"多基因参与",就需要研究如何靶向多基因的问题。如前面所说(图 17－4),肝癌转移相关的基因就至少有 153 个,而不是少数几个。为此,理论上使用当前只针对少数几个基因的分子靶向治疗剂,是难以完全解决问题的。这一点,在 2011 年《科学》(*Science*)在"向癌宣战 40 年"专辑中已经注意到(图 22－1)。Deng 在《自然-医学(Nat Med)2015》文章中也说"如获批准,将鼓励生产癌症的联合治疗"。简言之,综合治疗将是癌症治疗的长远方向。

针对"多阶段形成",需要有不同的应对方案。对癌前期病变,可考虑逆转或消灭;对原位癌则逆转不易,消灭多可解决问题;对侵袭性癌,光消灭还不能解决癌复发转移的问题,需要补充"改造"的措施。

针对"全身性病变",是指癌症的防治,不仅要关注癌的局部(通过手术、放疗、局部治疗等去消灭),更要关注整体,关注纠正全身性的紊乱,强化机体抗病能力。正如毛泽东所说"外因是变化的条件,内因是变化的根据;外因通过内因而起作用"。《黄帝内经》也认为"正气存内,邪不可干"。为此,

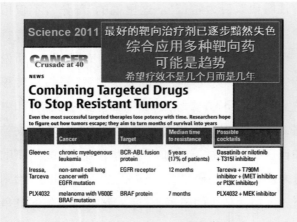

癌症发病是一个不断变化的复杂过程，加上肿瘤的异质性，使精准医学受限。

图 22-1　综合应用多种靶向药是趋势

从全身性病变角度出发的防治，便带有"治本"的性质。

针对"慢性病变"，既然癌症的发生发展需要几年乃至几十年，癌症的防治，也同样需要时日，绝非"一榔头"式的一次治疗便可完全解决的，要有长期应对的"持久战"思想准备。

针对"动态变化"的病症，就需要有动态应对的思想准备。关于癌在发生发展过程的动态应对，在"多阶段形成"中已说过。笔者以为，结合临床实际，要多考虑在治疗过程中引起的新变化，尤其是应用"消灭肿瘤疗法"，通过克隆筛选、炎症、缺氧、免疫功能低下等因素，未被消灭的残余癌细胞，其转移潜能增强，其遗传特性也随之改变。此外，病人的精神因素也不能忽视，因为心理社会因素可影响癌的基因组演变[Cole.《脑反应与免疫》(*Brain Behav Immun*)，2013]。

控癌战系统工程的个案——101 岁的肝癌病人(例 28)

为了加深印象，这里再举一位病人(例 28)。诚然，如前所说，个案均不足为据，只是希望从偶然中找到一些必然的线索。

1975 年 8 月，一位沈姓 60 岁男病人，因肝大扪到肿块一个月来诊。检查发现肝肿大在剑突下 5 指(明显肿大)，并扪到质坚的肿块(通常癌肿扪上去坚硬)。验血甲胎蛋白琼脂扩散法阳性(这是当年检查甲胎蛋白的一种化验方法,阳性表示甲胎蛋白浓度很高),γ谷氨酰转移酶(GGT)升高(通常表示肿瘤较大)。核素扫描看到左肝有大片占位性病变(当年还没有超声显像和CT,只有核素扫描)。鉴于诊断明确,病人一般情况尚可,决定手术。

手术发现左肝有直径12厘米大的肿瘤,予以切除。病理检查证实为肝细胞癌,分化Ⅲ级(属恶性程度较高者),肿瘤包膜不完整(也提示有侵犯他处的可能),肝内血管已看到癌栓(提示已可能通过血路播散),伴有轻度肝硬化(病人的底子尚可)。手术后月余复查甲胎蛋白已转为阴性(提示切除较彻底)。肝癌手术后曾用免疫治疗剂卡介苗和异肝瘤苗接种3次,还用了免疫核糖核酸(I-RNA),合并每半年(不是每月)一个疗程5-氟尿嘧啶和噻替哌(Thiotepa)化疗。一年后因胃溃疡入院,做胃大部切除,术中没有看到肝癌复发。

1979年10月(肝癌切除4年后)发现甲胎蛋白又明显增高,X线肺部检查,发现左上肺有直径5厘米的球形病灶,拟诊为肝癌肺转移,行左上肺叶连同肿瘤切除,病理证实为肝癌肺转移。术后出现胸水,曾抽取胸水400毫升。当年的免疫功能尚可,旧结核菌素皮试阳性(皮疹直径10毫米,提示病人免疫功能尚可)。术后又采用了比较积极的综合治疗,包括每周(不是每天)用小剂量(500毫克)5-氟尿嘧啶化疗,用自体瘤苗和卡介苗的免疫治疗,还用"消积软坚"中药。

21世纪初的随访,称已不用任何治疗,正常生活,对于癌症,没有思想负担,安度晚年。末次随访为2016年4月,此时病人已101岁高龄。

笔者点评:例28是我们治疗的病人中迄今仍生存的最长寿(101岁)的,从第一次手术算起已治后41年,无瘤生存。

第一个问题是:病人能够长期生存是属于多数的必然,还是少数的偶然。显然这位病人应该属于后者,因为这位病人属于肿瘤的恶性程度较高,而且手术属于肝癌的姑息性切除。所谓恶性程度较高,是因为当年病理检查,细胞的分化属于Edmondson Ⅲ级(通常Ⅰ/Ⅱ级恶性程度较低,Ⅲ/Ⅳ级恶性程度较高),还因为病理检查看到血管内有癌栓(癌细胞已侵入血管内,提示已可能转移到他处),而且4年后果然出现肝癌切除后的肺转移(因为病理证实为肝细胞癌,提示是4年前漏网的癌细胞)。姑息性切除是指手术没有切除干净，尚有残癌。根据我们研究所的随访统计资料，1968 年 1 月～1977 年 12 月（病人是 1975 年手术的，属于这个时段），有 53 位病人接受了肝癌的姑息性切除，生存 10 年以上的只有 2 人，这位病人便是其中之一，是属于极其偶然的事例。

第二个问题是：毛泽东在《矛盾论》中曾说"矛盾的普遍性即寓于矛盾的特殊性之中"，也就是说"必然常寓于偶然中"，那么这个"偶然"病例中能否总结出一些"必然"来呢？换言之，如果要下一个结论：是什么疗法治好了这位病人？笔者看谁也难下结论。因为这位病人用过多达 10 种以上的疗法：手术切除就有 2 种（左肝叶切除，左上肺叶切除），化疗药就有 2 种（5 - 氟尿嘧啶和噻替哌化疗），化疗的方案又有 2 种（每半年一个疗程和每周小剂量），免疫相关的治疗就有 4 种和多次（免疫核糖核酸 I - RNA，异肝瘤苗，自体瘤苗，卡介苗），还有属攻补兼施的中医中药"消积软坚"方（主要药物：白花蛇舌草、柴胡、黄芪、当归、三棱、莪术、地鳖虫、鳖甲等的加减）。

然而如果归纳一下，似也可看出端倪，病人之所以能最终取胜，也许和下列几条有关：

（1）病人虽然已届 60 岁之年，但身体状况尚可（如当年旧结核菌素皮试阳性，提示免疫功能尚可）；虽有肝硬化，但不严重。换言之，病人还有回旋余地，可以经得起打"持久战"。

（2）如果说消灭肿瘤是改变"敌我比势"的最重要途径，那么这位病人确实采取了"阵地战"（两次手术）和"运动战"（两种化疗），以及中药中的攻癌（如从莪术提炼出的榄香烯已证明有抑癌作用），既消灭主瘤，又清扫残余，尽可能多消灭肿瘤。

（3）既消灭肿瘤，又不导致机体不可回逆的损害。尤其是在两次手术消灭了主瘤后，对付可能存在的少量残癌，采取极温和的化疗方案，如每半年一个疗程 5 - 氟尿嘧啶和噻替哌，和每周一次 500 毫克 5 - 氟尿嘧啶的小剂量化疗（这种小剂量的用法现可能认为是无效的）。这里使笔者想起《黄帝内经》的一段话："大毒治病，十去其六；常毒治病，十去其七；小毒治病，十去其八；无毒治病，十去其九。果肉果菜，食养尽之，无使过之，伤其正也。"化疗应属大毒，至少也算常毒，为此用药不能过头，过头就伤正气。纵观抗癌战的历史，多数明显伤害机体的疗法,如"超根治手术""强化化疗(intensive chemotherapy)"等多属昙花一现。

(4)这位病人同时又采取了多种"改造机体/改造微环境"的"游击战",包括多种免疫治疗剂(请注意,这些免疫治疗剂多属于主动免疫性质)、中药扶正(黄芪、当归)和改善微环境(如清热解毒可能改善炎症微环境)等。

(5)如果归纳一下,就是通过多种不同疗法的联合与序贯应用,比较彻底地贯彻了"消灭与改造并举"的方针。

当然按目前的标准衡量,其中很多疗法都没有循证医学证据。将这些方法用到别的病人身上,也很难复制出相同的结果,毕竟病人还有很多个体差异,例如原先病人身体状况、肝硬化程度,以及病人的心态,等等。然而,这个活生生的病例,倒也反映出控癌战是一个复杂的系统工程;也是机体在还有回旋余地基础上"持久战"的结果。病人的治疗不是"一榔头",而是持续了多年,使用了多种疗法。这好比一部机器,有主要部件和次要部件,各个部件都起一定作用,缺了一个螺丝钉也许就不能运转,所以不能轻视那些看似不重要的疗法。这好比前面说过的,一个溺水者,还差一尺没有到岸就将溺亡,如果这时有一位勉强能游泳的老者下水去轻轻推他一把,溺水者便得救。为此,不能小看这"轻轻一推",然而单靠这位老者去救也是不现实的。

控癌战系统工程的核心问题

如果说控癌战是一个复杂的、动态的系统工程,那么这个系统工程的核心问题可能是:①探索"治已病"到"治未病"的转变:癌症的防治起步要早,要兼顾内外失衡等诸多方面。②探索"治病"到"治病人"的转变:尤其是局部(消灭肿瘤与改造残癌)与全身(改造机体、改造微环境)的兼顾,治标与治本(扶正却邪)的兼顾。③探索"斩尽杀绝"到"消灭与改造并举"的转变:尤其是填补"改造"这个短板。④探索"速决战"到"持久战"的转变。笔者所以用"探索"这个词,是因为这些方面有些虽已被认同,但却远未被重视(如预防);而更多的是仍远未被认同。为此要达到目的,需要观念的更新,这绝非易事。

探索"治已病"到"治未病"的转变

多少年来,癌症临床的局面仍然是"重已病""轻未病"。越到晚期,家属越急，全家出动，不惜挥金，托人找关系。然而结果常常都一样，"人财两空"，这也是导致国家和家庭不堪重负的医疗费用大幅度上升的原因之一。而对于防癌的措施，就很少真正列入议事日程。

单就戒烟而言，笔者可以随便举出跨度几十年的十几例真人真事，不到生了肺癌，都难以下决心戒掉。然而生了肺癌再戒，为时已晚。又如手机辐射与脑瘤的关系虽尚无定论，然而脑瘤已第一次进入癌症死亡原因的前十位(全国第九位，福建省第七位)，这也是事实。您看，现在走在路上的每十个人中，总有几人在用手机。中国崛起，每天都有乔迁之喜，然而装修污染的危害尚未形成共识。当然控癌战的系统工程本身包括了癌症的预防、早诊早治，以及临床癌症治疗等几个阶段。然而从"耗费与收益"的角度，前者是事半功倍，后者则是事倍功半。

探索"治病"到"治病人"的转变

这是口头上、理论上已被部分认同，而实质上却基本上未被认同的最重要的观念改变。这个问题，笔者在第 17 节中关于中西医结合的论述中已有所涉及。

其实无论中医或西医，最早都是"治病人"的。而西医从显微镜的应用开始，逐步在微观方面深入，并取得了重大进展。加上现代科技的突飞猛进，如电脑和一些物理学的结合，促使影像医学的出现(电脑和 X 线的结合促使 CT 出现，电脑和超声的结合促使超声显像出现，等等)。记得笔者做学生的时代，教解剖的齐登科教授，做了一套人体横切面的标本，成为我们学习局部解剖的重要资料。而现在，非侵入性的影像医学，便可轻易获得不仅横切面还有纵切面等不同切面的所有断面图像。人类基因组、癌症基因组等的研究进展，又导致"精准医学"的出现，等等。逐渐人们不断在"疾病"本身深究，却忽视了整体，忽视了"病人"。把治病看作修理机器，忘记了治病的对象是"病人"，是社会的人，是有精神、情感和思维的人。

六十多年前，笔者做实习医生时，要详细问病史，包括病人的一些社会联系；仔细进行病人的全身检查，听诊器是必不可少的。现在医学进步了，逐渐变成"看片子诊病""看图诊病""看报告诊病"，甚至不见到病人也能诊病。

笔者现在老了，仍有不少亲朋好友问能否帮他们看看片子，笔者说看片子可以，但必须把所有检查材料都带来，最好病人也来，因为笔者吃过"看片子诊病"的亏。笔者在别的科普著作中曾说过"三个腰椎骨折病人的漏诊和误诊"，在这里再介绍一下。

第一例是笔者自己。十几年前因没有明显创伤的腰痛，拟诊腰椎骨折住院。因为笔者是院士，医生特别关照。住院后又做了一般腰椎骨折病人不做的放射性核素骨扫描，发现全身还有多处骨骼不对称的核素"浓聚"，怀疑是前列腺癌骨转移引起的病理性骨折。果然影像医学检查发现前列腺有多血管的结节，这样前列腺癌的全身性骨转移诊断便基本成立。但治疗前还需要有病理证实，于是便做了前列腺多点穿刺的活检，结果是阴性的。医生说一次阴性不足为凭，要做多次。笔者没有同意，因穿刺活检后血尿一个月不止。那时笔者想，既然全身多处骨转移，为什么除了腰椎骨折处疼痛外，别的转移灶不痛；如果全身转移，血沉应升高，脉搏也应加快，人也会消瘦。于是做个最简单的血沉检查，结果只有8（完全正常）；卧床休息，脉搏反而减慢，体重反而增加。问题出在自始至终没有医生给我做全面的全身检查，那些怀疑骨转移的地方有没有压痛自然也不清楚。现在已15年过去，健康如常，自然"前列腺癌全身多处骨转移"的诊断被否定。最终诊断是甲状腺（多发结节，不是癌症）全切除后，服用甲状腺药物过量导致骨质疏松，出现多处"微骨折"。

第二例是笔者老伴。多年前不慎跌倒，腰部疼痛，怀疑腰椎骨折去急诊。自然大家都很重视，影像医学和骨科高年资医生都到场，做了CT，详细逐个层面"看片"后，认为没有骨折，便返回家里。然而老伴根本就无法起床，勉强起来至少要十分钟，如是过了半个月不见好转。笔者记得六十几年前做实习医生，遇到怀疑腰椎骨折病人，体检后一般就做个X线正侧位片。于是便将老伴直接送到医院住院，要求做个普通的X线正侧位片，结果侧位片清楚显示为腰椎骨折。

第三例是笔者家兄。家兄久病在家，因爬上书架取书跌倒，便卧床不起，几天后发生脑梗，肢体瘫痪，而到医院急诊。急诊室便常规做了全身CT，笔者问医生有没有腰椎骨折，他说没有看到。笔者高度怀疑有腰椎骨折，因为病人脑梗前便不能起床，而有和没有腰椎骨折，搬动病人是不一样的。于是医生又在电脑里做了腰椎侧位重建，结果清晰看到腰椎骨折。"看片诊病"给笔者留下终身难忘的印象。

探索"斩尽杀绝"到"消灭与改造并举"的转变

毛泽东在《矛盾论》中说："不同质的矛盾，只有用不同质的方法才能解决。"如果承认癌症是机体的"内乱"，而不同于传染病的外界病原体入侵，那么在对付癌症的战略上就应有所不同。在本书的多处笔者已举例说明，抗日战争的外敌入侵和解放战争是不一样的，后者就有北平的和平解放和湖南的和平解放。同理，如果癌症是入侵之敌，那么"斩尽杀绝"也许是基本的，而如果癌症是机体的"内乱"，对付的战略就要另作别论，除了消灭主要敌人，还要考虑是否可能通过起义、劝降等方式，解决处于劣势的残余。这就是笔者提倡的"消灭与改造并举"的方针，这个思路已汇编为科普书（图 22 - 2）发表，并有幸被评为"2015 年全国优秀科普作品"（图 22 - 3）。

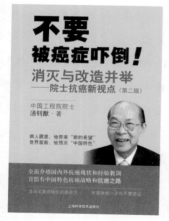

图 22 - 2 《消灭与改造并举》
第二版

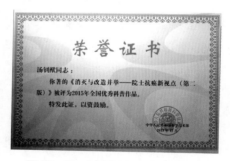

图 22 - 3 全国优秀科普作品证书

笔者之所以用"探索"一词，是因为随着观念的改变，还需要进行很多具体的改变。笔者也多次说过，这好比对待犯罪，如果只有死刑，几分钟便可看到结果。但如果既有死刑，又有徒刑，那么要看到徒刑的结果就不是立等可取，而是需要几年、十几年乃至几十年。而且评定结果的标准也不一样，前者是看到犯人死亡，后者则不能用"死亡"来评定是否改造好。同理，"消灭"肿瘤的结果可立竿见影,而"改造"肿瘤的结果则需时日;而且评定标准也应有异。过去的几十年,从中医中药中筛选出所谓有效的抗癌药寥寥无几,因为多没有看到肿瘤缩小,可能是因为大量中药对于癌症的作用不属于"消灭",而属于"改造"。如果按肿瘤的大小有没有缩小来衡量,则绝大多数中药都是无效的,为此需要制订关于"改造"的评价标准,这就需要实践和探索。

探索"速决战"到"持久战"的转变

毛泽东之所以认为抗日战争要取胜必然是"持久战",其理由是因为日本是小而强的国家,当年中国是大而弱的国家;等等。同理,癌症之所以能发生发展,反映了机体与癌的比势由"我强敌弱"到"敌强我弱"的转变,到了临床癌症阶段,"敌强我弱"态势越发明显。加上癌症不是一种疾病,而是多种疾病[Marte.《自然》(*Nature*),2013];癌症是十几年乃至几十年形成的慢性疾病;等等,为此控癌战也必然是"持久战"。

然而过去近200年对付癌症都希望能够毕其功于一役。尤其是癌症的外科治疗,希望一刀下去便解决问题。直到最近笔者的大查房,不断看到不少肝癌病人手术切除肿瘤后复发、转移,而问这些病人第一次手术后曾否用过什么治疗来预防癌的转移复发,大多数病人的回答是"没有"。笔者这本小册子已列举了多位生存20年以上的肝癌病人,这些病人所以能够获得长期生存,回顾性分析提示几乎都进行了"持久战"。

癌症"持久战"的含义是:主动、有计划、灵活地,联合与序贯应用多种消灭与改造癌的手段,而不是止于"一榔头"。

这里所以还是说要"探索",是因为观念改变后还需要研究很多具体问题,这些问题包括硬件方面的和软件方面的。如研究具体的运动战和游击战的战法、新武器的研制,研究根据地的建设,根据"持久战"几个不同阶段的战略与战术,等等。这些都决非一朝一夕所能够完成的。

总之,控癌战是一个复杂的、动态的系统工程,这一认识将导致一系列新的思路,其中不少是过去被忽视的思路,填补这些被忽视的短板,将有助推进最终攻克癌症的进程。

23. 综合治疗是控癌战的长远战略方向

　　综合治疗是控癌战的长远方向，这一论点前面已多处说到。其实前一节"22. 控癌战战略是一个复杂、动态的系统工程"已带有这个意思。为什么这里还要再重复呢？因为就笔者看来，这太重要了。尤其是对临床肿瘤医生而言，虽不能自行制药，但仍有很多提高疗效的研究空间，这就是"综合治疗"。如果读者还有疑问，不妨再看看这本小册子所列举的多例生存 20 年以上的病人，他们基本上都是通过"持久战"取胜的，而持久战中的核心就是综合治疗，而不完全是"特效药"或"新疗法"，更不是"一榔头"解决的。

　　读者也许要说，不少早期癌症病人，通过一次手术就能长期生存。确实，笔者手头确有不少患"小肝癌"（过去指直径 5 厘米以下的肝癌）的病人，经过一次手术便长期生存至今。其中一些是 1975 年手术的（图 23 - 1），至今已术后生存 42 年（图 23 - 2）。

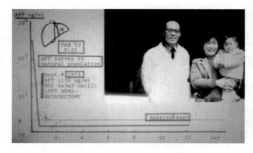

图 23 - 1　1975 年小肝癌切除的病人

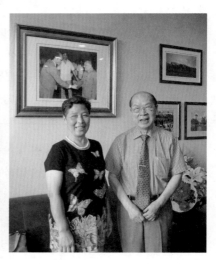

图 23 - 2　该病人 2015 年在笔者办公室合影

　　要论长期生存的肝癌病人，经小肝癌切除的最多。笔者研究所（复旦大学肝癌研究所)随访至 2012 年,结果如图 23‑3 所示,这就是为什么本文也强调癌症的早诊早治是"事半功倍"之道。然而即使小肝癌切除,5 年内仍有 40%~50% 出现癌复发或转移,提示即使小肝癌切除,仍需采用综合治疗以减少癌的复发转移。就整体而言,即使有全国性的肝癌监测策略,由于我国人口众多,也难以覆盖全面,为此笔者预期在相当长的一个历史时期,临床所遇到的大多数病人,仍然是处于"敌强我弱"态势的多,这样,综合治疗就更有其长远的战略意义。

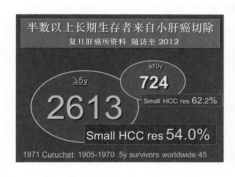

笔者研究所(复旦大学肝癌研究所)随访至 2012 年:共有 2 613 位肝癌病人生存 5 年以上,这些病人中有 54.0% 来自小肝癌(Small HCC)切除;724 位肝癌病人生存 10 年以上,这些病人中有 62.2% 来自小肝癌切除,占了多数;而国外 1971 年库鲁切特(Curuchet)统计 1905—1970 年全球肝癌 5 年幸存者只有 45 人。

图 23‑3 小肝癌切除的长期生存病人最多

控癌战中综合治疗的病例——生存 30 年的肝癌病人(例29)

还是为了加深印象,这里再举一位病人(例 29),突出综合治疗所起的作用。笔者再一次强调,个案均不足为据,还是希望从偶然中找到一些必然的线索。

1986 年 8 月,一位 50 岁席姓男病人来诊。主诉右上腹疼痛不适一个月,超声显像发现肝内有"占位性病变"。进一步检查发现血中甲胎蛋白阳性,达 700 微克/升(正常值为 20 微克/升以下),有轻度肝硬化表现,但肝功能基本正常,诊断为原发性肝癌。

鉴于病人一般情况尚可,决定手术探查。术中发现右肝确有直径 11 厘米肿瘤,包膜不完整,而左肝也发现有小的肿瘤结节,乃作肝动脉结扎和插管。为了便于术后进行外放射治疗,在主瘤部位放置银夹定位。手术恢复顺利，术后不久便开始进行外放射治疗，用了较大的剂量（48 戈瑞）。不久又在动脉导管内注入导向内放射治疗剂 ^{131}I-铁蛋白抗体（69 毫居里）。再过不久又在动脉导管内分次灌注化疗药物顺铂（240 毫克）。病人还应用了干扰素 α 治疗，还用了当年的免疫治疗剂混合菌苗（MBV，源自古老的 Coley 毒素）3 次。出院后一直服用中药。

9 个月后复查，甲胎蛋白有所降低，为 260 微克/升（仍高于正常），影像学检查肿瘤也有所缩小。考虑到甲胎蛋白提示仍有残癌，决定作二步切除。手术见肿瘤有所缩小，质硬，周边未见播散肿瘤。乃将可见的肿瘤连同紧靠的胆囊切除，切除标本见肿瘤已大部坏死，但周边仍可见到存活的癌组织。

二步手术后不久验血，甲胎蛋白已下降至正常值，提示经过切除缩小后的肿瘤，已将残癌消灭。一年后病人恢复上班，其后随访一直良好。末次随访为 2016 年，病后已无瘤生存 30 年。

笔者点评：病人属于肝癌较大，而且已有播散，无法一期切除。病人如果不作积极治疗，通常生存期难以超过一年，而病人已无瘤生存 30 年，那么是什么治疗起了作用呢？如果一定要回答，笔者只能说是"联合与序贯应用多种单独应用均无法达到根治的疗法"的结果。这个回答似乎过于复杂，但事实就是如此。如果一定要简单一些，那就是"综合治疗"的结果。

（1）我们首先计算一下这位病人用过的疗法，多达 8 种：肝动脉结扎、外放射治疗、肝动脉内的内放射治疗、肝动脉内的化疗灌注、干扰素 α 治疗、免疫治疗剂混合菌苗应用、中药治疗、不能切除肝癌的缩小后切除。然而这 8 种疗法的单独应用，包括那些具有消灭肿瘤作用的疗法（手术切除、肝动脉结扎、外放疗、内放疗和化疗），对当年这位病人而言，都不可能达到根治的作用。不是吗？又是外放射治疗，又是内放射治疗，又是肝动脉内化疗灌注，应该说，这些疗法都有较强的消灭肿瘤的作用，然而治疗 9 个月后，血中甲胎蛋白仍未下降到正常，提示还有残癌。

（2）这位病人所以能够活下来，是经过至少是两大战役的结果：第一个战役是"缩小疗法"，这个战役用了 9 个月的时间，用了上述 8 种疗法中的 7 种。然而"缩小疗法"只能使肿瘤缩小，而并未能完全消灭肿瘤，因为 9 个月的治疗后，如上所说，血中甲胎蛋白只是下降，但未达到正常值，而且二步切除的手术标本,只是看到肿瘤已大部坏死,然而仍有存活的癌组织。这个战役,可以相当于多个"运动战"和"游击战"。第二个战役是"缩小后切除",这个战役后,血中甲胎蛋白便降到正常值。从后来远期随访的结果,病人无瘤生存30年,提示通过二步切除,已基本将残癌消灭,为此这个战役可属于"阵地战"。这个战役所以能够进行,是建立在肿瘤缩小的基础上,所以笔者称是"序贯应用",而不是同时应用。

笔者研究所的资料表明,在不能切除的大肝癌中,采用三种疗法联合应用(三联治疗)者,其5年生存率高于二联治疗者,而单一治疗的很少有生存5年以上的(图23-4)。为什么会这样?因为三联治疗后,由于肿瘤明显缩小,使病人获得二期切除的最多,从而生存5年以上也最多(参阅前文图19-4)。

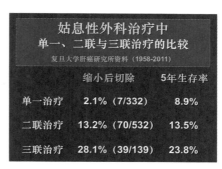

图23-4 三联治疗生存率最高

姑息性外科治疗中		
单一、二联与三联治疗的比较		
复旦大学肝癌研究所资料(1958-2011)		
	缩小后切除	5年生存率
单一治疗	2.1% (7/332)	8.9%
二联治疗	13.2% (70/532)	13.5%
三联治疗	28.1% (39/139)	23.8%

(3)上述8种疗法中,单独应用干扰素 α、单独应用免疫治疗剂或单独应用中药,都难以使肿瘤缩小。所以在"消灭与改造"并举中,只属于"改造"的范畴。然而,尽管这些疗法无法单独消灭肿瘤,却起到辅助治疗的作用。关于免疫治疗和中医治疗,在前面的第14节(见本书第71页)和第17节(见本书第99页)中已经提到,不再重复。

(4)笔者以为,一些不以为然的细节,也许同样起到重要辅助作用。病人在一年后便恢复上班,至少病人精神上已解除了癌症的思想负担,此外,适度的走动,既改善了食欲,对提高机体免疫功能也应起到一定作用。

综合治疗的理论基础

对付癌症为什么强调综合治疗?这个问题其实前面已多处提到。主要基于前面对癌症的认识。

(1)癌症是"内乱",不同于外敌入侵。所以要恩威并施,除"消灭"疗法外,还需要配合"改造"为目标的疗法。好比对待犯罪,不能通通都枪毙,光有死刑不够，需要有徒刑。

（2）癌症是多因素引起、多基因参与、多阶段形成的复杂疾病。近年来，有影响的文献认为：癌症不是一种疾病，而是多种疾病，不同病人各异，而且随着环境的变迁，继续演变成复杂的互相影响的不同癌细胞［Marte.《自然》(*Nature*)，2013］。为此也需结合不同病因因素、不同基因型、不同疾病阶段，采取不同的对策，采用不同的综合治疗措施。例如乙型肝炎为背景的肝癌，需要合并采取防治乙肝的措施；需要研究针对多基因的分子靶向治疗；以及对付原位癌和侵袭性癌不同的综合治疗策略。

（3）既然癌症是全身性疾病，治疗上就不能单考虑消灭癌的局部，还有考虑病人的全身情况，进行全身性干预。对于癌症而言，过去百余年的历史主要是消灭局部肿瘤的历史，而如何进行全身性干预基本上是一个全新的课题。

（4）癌症是不断呈动态变化的疾病，尤其是治疗因素导致癌症基因组的变化，以及社会精神因素可以影响癌症基因组的组成，过去重视不够。《素问·疏五过论篇》就指为："圣人之治病也，必知天地阴阳，四时经纪，五脏六腑，雌雄表里，刺灸砭石，毒药所主。从容人事，以明经道，贵贱贫富，各异品理，问年少长、勇惧之理，审于分部，知病本始，八正九候，诊必副矣。"

为此，医者不能只看肿瘤，不看病人；要了解方方面面的信息，从全方位的角度去思考，需要有类似中医"辨证论治"的理念，针对不同病人的不同情况，实行灵活机动的综合治疗。

综合治疗中值得关注的一个重点

在过去的抗癌战中，综合治疗早已在应用，也取得了一定的疗效提高。直至最近的高影响因子文献，仍然强调综合治疗的重要（图 23 - 5），包括靶向治疗的综合应用（图 23 - 6）。

但笔者以为需要关注的是综合治疗的模式。过去的综合治疗，大多是"消灭＋消灭"的综合治疗，如手术切除前后合并放疗和化疗、多种化疗的联合应用等。这些治疗手段都以继续直接消灭肿瘤为目标，实际上是"斩尽杀绝"的战略。而过去很少关注"消灭＋改造"的综合治疗模式，就是在基本消

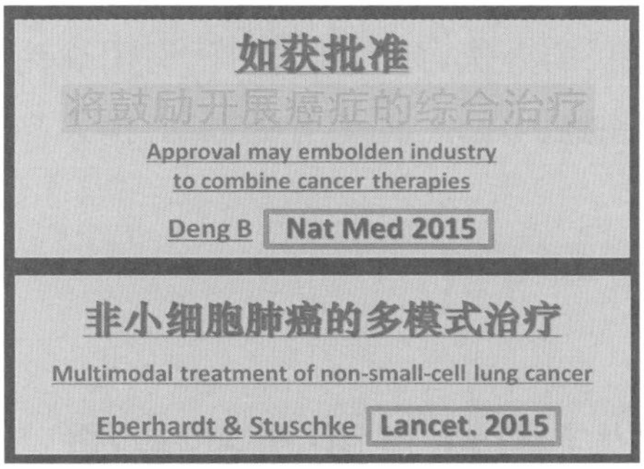

图 23-5　癌症综合治疗受到关注

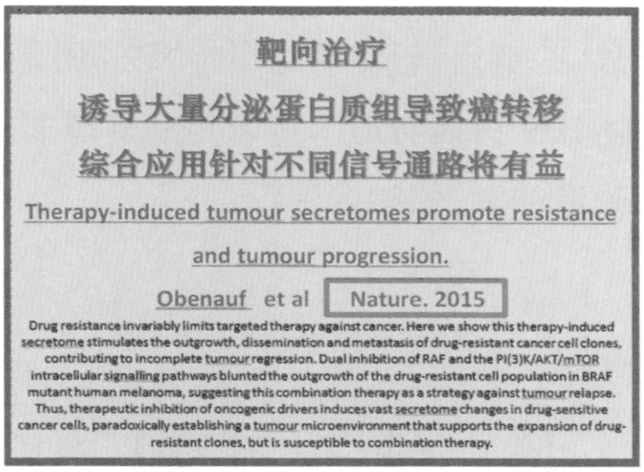

图 23-6　靶向治疗也提倡综合应用

灭肿瘤后,合并应用"改造"的疗法。所谓改造,是指改造机体/微环境/残癌的疗法(参阅前文图 11-1,见本书第 62 页)。这些疗法不以直接消灭肿瘤为目标,而是在使用消灭肿瘤疗法后,控制有限的残癌。包括通过分化诱导等,使残癌改邪归正;通过改善炎症和缺氧微环境,降低残癌的恶性潜能;或通过提高机体抗病能力,包括免

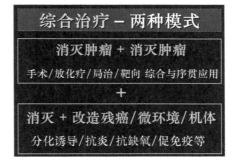

图 23-7　需要关注的是综合治疗的模式

疫力等,最终消灭或控制残癌(图 23-7)。

　　由于这些疗法没有直接消灭肿瘤的作用,在过去使用动物模型筛选抗肿瘤药物中,这类属于"改造"的药物,包括多数中药,都被视为对肿瘤防治没有作用而被忽略。正如前面曾举例说明的一样,如同溺水者,只差一尺没有到岸便导致死亡;如果此时一位略会游泳的老者下水轻轻推他一把,溺水者便得救。这位老者显然达不到救生员的水平,然而这"轻轻一推",却使溺水者获生。同理,癌症病人经过消灭肿瘤疗法(手术、放化疗、局部治疗等)后,尽管 99%,甚至 99.9%肿瘤已被消灭,但如果剩下的 1%或 0.1%残癌未最终被控制或消灭,则病人最终仍将死于癌症。

　　对于 1%乃至 0.1%的残癌能否被控制或消灭,其结果迥异。过去的经验史已经表明,继续用"消灭 + 消灭"的办法未能完全解决问题,为此,"消

灭＋改造"的办法值得重视，并已有越来越多证据的支持。对于极少量的残敌，究竟用"斩尽杀绝"的办法，还是"改造"的办法，孙子兵法中已有明确论述，即**"穷寇勿迫"**，可以用劝降等非斩尽杀绝的办法，即笔者提倡的"消灭与改造并举"的综合治疗。

24. "硬件(武器)"和"软件(思维)"两手都要硬

毛泽东在《论持久战》中指出："武器是战争的重要因素，但不是决定因素，决定的因素是人不是物。"这句话至少在近百年我国近代史来说是对的。

抗日战争，我们用小米加步枪，经 14 年持久战取得胜利；解放战争，同样在最初武器悬殊的情况下，经 3 年奋战，特别是辽沈、淮海和平津三大战役，从"敌强我弱"迅速转为"我强敌弱"而取胜，并建立了中华人民共和国。抗美援朝，当初我们连飞机都没有，经 3 年苦战，终于将敌人打回"三八线"以南。

这些胜利的取得，起主要作用的主要是"软件"。其一，我们是正义方，而对方属非正义方；其二，我们采取了正确的战略战术。笔者以为，"决定的因素是人不是物"，因为人有思维，同样的武器，在不同的战略战术指导下，效果迥异；即使武器有差别，在正确的思维指导下，也有可能转弱为强而取胜。控癌战也同理，这本册子所举的一些生存 20 年以上的肝癌病人，他们当年并没有分子靶向治疗等较先进的疗法，能够长期生存，也当有"软件"在起作用。

硬件是基础，软件是灵魂

如同计算机，硬件和软件相辅相成，不可或缺。这本册子重点是讲软件，即对付癌症的战略战术，但不等于说硬件(控癌利器)不重要。

记得 1979 年笔者从美国带回最早期的微电脑，APPLE II PLUS，硬盘只有 48 K,运行前还要自己编程序。而现在的电脑,不仅硬件了得,加上众多的软件,其功能是当年难以想象的。然而没有好的电脑硬件,所有软件都难以运行。为此,硬件是基础,武器仍然是决定战争胜负的重要因素。清朝之所以不敌八国联军,除因政府腐败外,冷兵器不敌洋枪洋炮也是重要原因。抗日战争时期,在极其困难的条件下,我们还是建立了自己的兵工厂,自力更生,生产武器。中华人民共和国成立之初,困难重重,为什么我们还要搞原子弹,因为原子弹带有战略武器性质,可以抗衡对方的战略威胁。当前我们还要建造航空母舰,研究网络战,等等,都是不可缺少的。

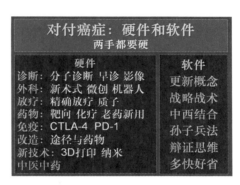

图 24-1 对付癌症要"软硬兼施"

然而,硬件是基础,软件是灵魂。因为"要不要加强硬件""加强什么硬件",等等,是需要人的思考来决定的。为此,对付癌症,"硬件"和"软件"两手都要硬(图 24-1)。

对付癌症的"硬件(控癌利器)"建设要结合国情

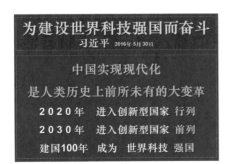

图 24-2 实现中国梦的伟大创举

当前对付癌症的"硬件"(控癌利器),如图 24-1 所示,五花八门,日新月异。对于西方的控癌利器,只要对病人有用,我们都要学。但如果只是紧跟,几辈子也做不完。即使跟上,也只是"老二"。实现中国梦,到建国 100 年时成为世界科技强国,仍有需要越逾的差距(图 24-2)。为此,对付癌症的硬件建设,既要洋为中用,更要结合国情。

前面说过,对于西方的先进的控癌利器,只要对病人有用,都要学习,不学习就会落后。我们这样一个正在崛起的发展中大国,世界上最尖端的东西也要有。例如针对CTLA-4(细胞毒T淋巴细胞抗原4)和PD-1(程序性死亡受体1)的免疫疗法(图14-5,见本书第76页),因为它确实对病人有用[免疫细胞会产生抑制自身的蛋白小分子,肿瘤细胞利用这种机制,抑制免疫细胞,从人体免疫系统中逃脱存活下来。针对CTLA-4和PD-1两个核点的免疫检查点抑制剂类药物(checkpoint inhibitor drugs),可解除这种抑制作用,让免疫细胞重新激活工作,消灭癌细胞。],也符合孙子兵法中"不战而屈人之兵"的思路。所谓符合"不战而屈人之兵"的思路,即不完全应用外界力量(手术、放疗、化疗等)去直接消灭肿瘤,而是以提高自身免疫细胞的抗癌能力来控制肿瘤。然而另一方面,我们仍然是发展中国家,《中国共产党章程》指出:"我国正处于并将长期处于社会主义初级阶段,这是在经济文化落后的中国建设社会主义现代化不可逾越的历史阶段,需要上百年的

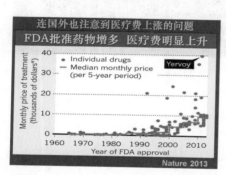

图 24-3 Yervoy 的出现使医疗费达新高峰

时间。"如果结合国情,就要考虑"多快好省"。针对CTLA-4(伊匹单抗,Ipilimuab,Yervoy)和PD-1(Opdivo)的免疫疗法,其价格惊人(图24-3),至少在目前,国内也只能极少数病人能使用,需要自购。如果研究出能调动机体内源性提高免疫能力的简便易行的办法(例如适度运动以及中医中药的办法等),将可能惠及大众。

为此,结合国情,"高精尖"和"多快好省"要两条腿走路。要集中有限的资源,选择最主要的"高精尖"项目,但也要同时思考和开展一些"多快好省"的项目,这是在预期上百年的时间内所需要的。

建设有中国特色的控癌利器需要有"中国思维"(软件)的支持

如果能逐步形成对付癌症自己的独立思维(中国思维),发展控癌利器将有我国特色。笔者以为,对付癌症的中国思维,也许可以从下面找思路:更新对癌症的认识,中西医结合有效的实践,孙子兵法中取胜的理念,抗日战争中持久战的经验,以及辩证思维,等等。

结合对癌症的新认识,控癌之路将更宽广

前面已经详细论述对癌症的新认识及其对策,这里无须重复。根据"消灭与改造并举"的思路,我们不仅可以继续研究新的消灭肿瘤的"利器",还可研究改造机体、改造微环境、改造残癌的"办法",后者基本上是一块大有可为的新领域。如果再结合"癌症是多种疾病,而不是一种疾病"的认识,再加入"综合治疗"的概念,则"消灭 + 消灭",以及"消灭 + 改造"模式的综合治疗,将可能出现如同孙子说的"奇正相生,如环之无端"、不可穷尽的"控癌利器"的研究思路。

根据中医和西医思维上的不同,可以更多研究西医较少关注的短板(图17 - 2)

例如中医强调"扶正祛邪",即通过提高机体抗病能力来控制肿瘤;而西医则关注"祛邪复正(不是扶正)",即通过消灭肿瘤来恢复机体的抗病能力,例如通过切除肿瘤以恢复机体的免疫力。如果中西医结合,既消灭肿瘤,又同时提高机体抗病能力,疗效是否会更好。

实际上近年西医也已更多关注扶正的问题,上面所说的针对 CTLA - 4 和 PD - 1 的免疫治疗就是一例。然而中医扶正是全方位的,而且根据不同病人不同情况进行辨证施治,不完全等同于西医的扶正(输血、白蛋白、球蛋白、营养液、胸腺肽、免疫治疗等)。中医的这些理念,是否可以用西医的办法去实现呢?

笔者近年研究老伴(李其松教授,西医学习中医)的一个扶正的中药小复方"松友饮"(含黄芪、丹参、杞子、山楂、鳖甲 5 味中药),这个小复方的设计主要用于西医消灭肿瘤后的扶正,即手术后、放疗后、化疗后、局部治疗和消融后,用以通过扶正控制少量残癌。笔者等进行的实验研究,发现"松友饮"组与对照组相比,确能一定程度延长患了人肝癌裸小鼠手术切除后、化疗后的生存期;并在 SCI 收录杂志发表一些文章(前文图 17 - 5,见本书第 112页)。"松友饮"扶正的机制至少包括提高免疫功能、抗炎、抗缺氧、分化诱导等(估计还可能包括神经系统的调节方面);而西医近年也发现一些在这些方面有用的药物和制剂(图 24 - 4)。然而西医往往是单独应用其中一种,而

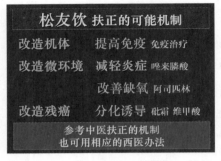

图 24-4 "松友饮"扶正的可能机制

中医这个小复方则是联合应用。如果西医也联合应用，其疗效是否会更好一些呢？联合应用和制备一些价廉物美的西药，以达到提高疗效的目的，是否也是一条途径呢？提高疗效是硬道理，为此，参照中医的理念，而使用西医的方法，从而获得更好的疗效，应该也可算"洋为中用，实现超越"的一个途径。

中国思维还可从中华文明精髓中去寻找

2 500 年前的《孙子兵法》，往往是在复杂斗争中的取胜之道（不仅指战争，还包括医疗、商业等）。《孙子兵法》中很多理念与现在西医癌症临床不完全相同。例如西医强调通过消灭肿瘤的疗法去解决问题（硬碰硬），而孙子却说"百战百胜，非善之善者也；不战而屈人之兵，善之善者也"（以柔克刚）。

那么如何才能达到"不战而屈人之兵"呢？孙子提出"修道保法"和"用间"等，实际上是提倡强身健体以防癌，和"分化诱导"以劝降等研究。又例如西医强调对肿瘤斩尽杀绝，提倡无瘤生存；而孙子则说"穷寇勿迫""围师遗阙"，应该给予出路，等等。这好比对付罪犯，除死刑外，还需有徒刑。就是除消灭疗法外，还需有改造的办法。所有这些，都提示在控癌利器的研究上，除继续研究消灭肿瘤的办法外，还要研究改造肿瘤的办法。读者如有兴趣，可参阅笔者另一本科普册子《中国式抗癌——孙子兵法中的智慧》（图 24-5，图 24-6）。

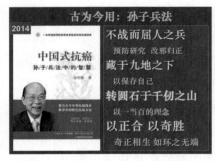

图 24-5 《孙子兵法》用于控癌的科普图书

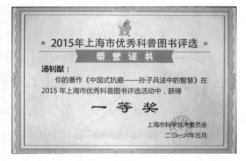

图 24-6 获 2015 年上海市优秀科普图书一等奖

辩证思维是发展有中国特色控癌利器必不可少的源泉

任何事物都是一分为二的,例如塑料的发明,已成为人类生活不可或缺的东西,然而现在发现连深海的鱼也已吞噬了不少塑料颗粒,长此下去,海洋生态将有重大变化。就控癌战而言,包括当前的分子靶向药物,既有其正效,也有其负面问题。甚至对待一些最新的进展(例如精准医学),也必须一分为二,需要"质疑"。质疑不是否定一切,不是拆台,而是为了补台。

例如诊疗规范中指出的中晚期肝癌应用分子靶向治疗剂索拉菲尼(多吉美)治疗,我们也天天在用,但同时也质疑是否还有负面问题。结果通过实验研究,发现索拉菲尼虽能使肿瘤缩小,但却增强了未被消灭肿瘤的转移能力。从图 24 – 7 可见,未用索拉菲尼的,肿瘤虽大,但周边未见肿瘤播散;而用索拉菲尼的,肿瘤虽较小,但周边确有不少播

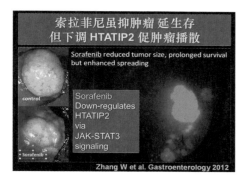

图 24 – 7　索拉菲尼虽抑制肿瘤但促进播散

散的肿瘤。这项研究是 2012 年在影响因子较高的《胃肠病学》(*Gastroenterology*)发表的。这个结论,2015 年《自然》杂志也认同(图 23 – 7,见本书第 165 页)。其实我们这样研究,绝不是去否定索拉菲尼,而是寻找补救的办法。如图 13 – 4(见本书第 69 页)所示,我们发现合用阿司匹林有助减轻索拉菲尼的这个负面问题。

笔者以为,毛泽东在 20 世纪 30 年代所写的《实践论》和《矛盾论》,不仅成为指导抗日战争取胜的重要"软件",相信对发展有中国特色的肿瘤事业也必有启迪。

　　对付癌症,需要战术速决和战略持久,这本册子重点强调后者。因为战术速决多已做到,如生了小肝癌,一刀下去解决问题。而战略持久则往往被忽视,以为"一榔头"就能解决问题,然而 5 年内还有四五成病人出现癌复发转移,因为即使只剩下千分之一的残癌,也可能会最终夺取病人性命。这也是为什么癌症久攻不下的重要原因之一。

　　认为控癌战需打持久战的理论依据前已详述,无须重复。主要是基于对癌的新认识:①癌症不是外敌入侵,而是机体的内乱。因此需要"消灭与改造并举";消灭可立竿见影,改造则需时日,需要"持久战"。②癌症不是局部病变,而是全身性病变。为此需要"局部与全身兼顾";全身调控同样需要时日,也要"持久战"。③癌症不是急性病,而是慢性病。伤风感冒起病快,好起来也快。癌症起病常以年数算,好起来也需多年,为此要打"持久战"。

　　打"速决战"和打"持久战"大不一样。速决战只需应付一时一事,持久战则需考虑多个方面。从毛泽东《论持久战》可以体会到,在"敌强我弱"的大背景下,持久战要研究:是否将"游击战"提高到战略高度,如何打"游击战"(十六字诀);如何将游击战上升为"运动战";如何通过游击战和运动战扭转"敌强我弱"的态势,筹划最终取胜的"阵地战";如何建设根据地(军事训练、后勤供应、经济文化,等等);如何组织统一战线(国际的、国内的);等等。

　　对控癌战而言,也就是要研究消灭肿瘤疗法以外的各种小打小闹的疗法,亦即"改造"的疗法(改造残癌、改造微环境、改造机体等);研究如何综合应用主流(消灭疗法)和非主流(改造疗法)的疗法,达到更多消灭和控制肿瘤的目的;研究最终消灭主瘤的时机与办法(如不能切除癌症的缩小后/降期后切除);研究提高机体抗病能力的综合措施(如包括神经、免疫、内分泌、代谢干预,以及调动病人主观能动性的措施);研究如何促进国家和社会(如媒体)层面、精神方面等积极因素的投入;等等。总之,控癌战的"持久战"需要思考的是一个复杂的系统工程。

控癌战要打持久战,不是要病人天天绷紧神经,而是希望能做到"战略上藐视和战术上重视"。当前需要强调的是要关注几个短板:"消灭与改造并举"中改造的短板;除对癌的干预外,还要注意微环境干预的短板;除局部消灭肿瘤外,还要重视全身干预的短板;除医生的积极诊疗外,还有调动病人主观能动性的短板;关注媒体宣传正确诱导的短板(特别是重治轻防,重高精尖轻多快好省等);从长远的角度,从发展有中国特色的角度,还要重视中西医结合的短板,等等。

从医学的角度,控癌战打持久战的重点:强调预防为主的综合措施(当前"健康中国"计划已经注意到),提倡健康的生活方式,继续扩大早诊早治,研究综合治疗,对癌转移的集中攻关,普及对癌症的正确认识,等等。

对我国而言:要适应国情,高精尖与多快好省并重;洋为中用,重在超越;古为今用,中华文明精髓与现代科技相结合,互补长短;为发展能惠及十几亿人民、有中国特色的肿瘤医学而奋斗,并贡献于世界。

编者

2017.5

附录：书中相关专业杂志中英文名称一览

《外科学年鉴》*Annuals of Surgery*（*Ann Surg*）

《生物医学中心-癌症》*Biomedical Center-Cancer*（BMC-Cancer）

《大脑行为和免疫》*Brain Behavior and Immunity*（*Brain Behav Immun*）

《英国癌症杂志》*British Journal of Cancer*（*Br J Cancer*）

《癌症》*Cancer*

《癌细胞》*Cancer Cell*

《CA-临床医生的癌症杂志》*CA：A Cancer Journal for Clinicians*（*CA Cancer J Clin*）

《癌症研究》*Cancer Research*（*Cancer Res*）

《细胞》*Cell*

《临床癌症研究》*Clinical Cancer Research*（*Clin Cancer Res*）

《胃肠病学》*Gastroenterology*

《肠道》*Gut*

《肝脏病学》*Hepatology*

《研究中的新药》*Investigational New Drugs*（*Invest New Drug*）

《癌症研究与临床肿瘤学杂志》*Journal Cancer Research & Clinical Oncology*（*J Cancer Res Clin Oncol*）

《临床肿瘤杂志》*Journal Clinical Oncology*（*J Clin Oncol*）

《肝脏病学杂志》*Journal Hepatology*（*J Hepatol*）

《国立癌症研究所杂志》*Journal National Cancer Institute*（*J Natl Cancer Inst*）

《柳叶刀》Lancet

《柳叶刀-肿瘤学》*Lancet Oncology*（*Lancet Oncol*）

《医学假说》*Med Hypotheses*

《自然》*Nature*

《自然-医学》*Nature Medicine*（*Nat Med*）

《自然-神经科学》*Nature Neuroscience*（*Nat Neurosci*）

《自然评论-癌症》*Nature Reviews Cancer*（*Nat Rev Cancer*）

《新英格兰医学杂志》*New England Journal Medicine*（*N Engl J Med*）

《科学》*Science*

《世界外科杂志》*World Journal Surgery*（*World J Surg*）